Hans Belting

Die Deutschen und ihre Kunst

HANS BELTING

DIE DEUTSCHEN UND IHRE KUNST

EIN SCHWIERIGES ERBE

VERLAG C. H. BECK

MÜNCHEN NEUNZEHNHUNDERTZWEIUNDNEUNZIG

Ausstattung Juergen Seuss, Niddatal bei Frankfurt am Main.
Mit 12 Abbildungen im Text.
ISBN 3 406 37169 8

Satz und Druck Richard Wenzel, Goldbach. Schrift Korpus Bodoni auf System mft 4000. Papier Ikonorex, spezial-matt elfenbein 135 g.
Reproduktionen ReproGruppeDreieich RGD, Langen.
Bindearbeiten G. Lachenmaier, Reutlingen.
Printed in Germany

Neue Fragen und alte Antworten

Deutsche Kunst ist ein anderes Thema als deutsche Musik und deutsche Dichtung. Es ist anders, weil die Deutschen anders damit umgegangen sind, weniger selbstbewußt und deshalb mit mehr Beteuerungen und Rechtfertigungen, als sie es sonst nötig hatten. Natürlich ist die bildende Kunst gemeint, von der man lange Zeit wissen wollte, wie deutsch sie in der Vergangenheit gewesen sei oder ob sie neben der internationalen Moderne bestehen könnte. Das ist ein anderes Thema als deutsche Geschichte, so sehr man an den Gedanken gewöhnt ist, daß sich in der alten Kunst Geschichte sichtbar ausdrückt. Es ist vielleicht ein vergessenes Thema, weil schließlich niemand mehr danach fragte, was denn eigentlich deutsche Kunst sei, es sei denn, daß man sich über der Einschätzung der Kunst im Dritten Reich zerstritt oder über der Bewertung der Kunst in der ehemaligen DDR, womit man dann zur eigenen Überraschung an das Thema der deutschen Kunst geriet. Nach der Wiedervereinigung scheint für manche die Stunde dafür gekommen, das Thema wiederaufzunehmen, das so lange aus dem Blick geraten war.

Deutsche Kunst war gerade für die Deutschen immer ein schwieriges Erbe, und man muß die Geschichte dieses Themas wieder aufrollen, wenn man wissen will, worauf man sich dabei einläßt. Die Kunstgeschichte hat als Fach daran natürlich einen großen Anteil, besonders dann, wenn sie bereitwillig sagte, was man von ihr hören wollte. Deshalb beginne ich mit ihrem Zugriff auf das Thema, bevor ich auf die Öffentlichkeit und dann auf die Künstler zu sprechen komme. Dabei muß ich mich zunächst ganz auf die Zeit vor dem Zweiten Weltkrieg beschränken, weil das Thema der deutschen Kunst, zugunsten des Themas der abendländischen Kunst, seitdem aus der Mode gekommen war. Wenn es so aussieht, als betriebe ich Wissenschaftsgeschichte, so ist dieser Eindruck irrig und dieses Ziel nicht meine Absicht. Denn die Wissenschaft von der Kunst war in diesem Fall der Spiegel, der die Erwartungen eines breiten Publikums aus dem Bildungsbürgertum einfing und zurückwarf.

Das Thema der deutschen Kunst war in der Nachkriegszeit ein Tabu. Man erforschte Einzelnes, stellte aber nicht mehr die Frage nach dem Ganzen. Das hatte seine guten Gründe. Das Thema war durch einen schlechten Gebrauch kompromittiert, den nicht nur die Kunstgeschichtswissenschaft davon gemacht hat. Außerdem wollte man die beschädigte Identität mit einer neuen Identität vertauschen, die man lieber »abendländisch« als europäisch, aber nicht deutsch nannte. Auch war die Grenzfrage ein heißes Eisen geworden. Nicht nur war Deutschland geteilt, sondern hatte auch den ganzen Osten verloren. Endlich war die geographische Kunstgeschichte nicht mehr gefragt. Man fragte lieber danach, was Kunst sei, als nach deutscher Kunst zu fragen. Die Epochen waren für diese Fragestellung wichtiger als die Länder.

Die Fachwissenschaft besaß schon lange keine gesamtdeutsche Basis mehr. Die bundesrepublikanische Hälfte war nur für ihr eigenes Territorium zuständig. Die Werke und Denkmäler der DDR lagen jenseits einer Grenze, die mit der Zeit fast undurchlässig wurde. Diese Teilung der Erbmasse hatte nicht nur praktische, sondern auch wissenschaftliche Konsequenzen. An dem Teilerbe, das beide Seiten in Besitz genommen hatten, ließ sich das Thema der deutschen Kunst nicht mehr sinnvoll abhandeln. Die Kontakte »nach drüben« rissen im Fach nie ab, aber sie reichten auch nicht aus, um eine gemeinsame Basis aufrechtzuerhalten. Außerdem wurden die Leute im Westen eifrige »Abendländer«, und die Kollegen im Osten lebten in einem Staat, der zunächst jahrzehntelang alle historischen Traditionen außer der Arbeiterbewegung als nationalistisch oder bürgerlich verdächtigte. Der Abriß des Berliner Stadtschlosses oder die Verbannung des Reiterdenkmals Friedrichs II. in einen Parkwinkel von Sanssouci sind dafür Beispiele. Die deutsche Kunst war für beide Seiten kein Erbe, das im Vordergrund stand, auch wenn die DDR mit der Zeit »ihr« Preußen entdeckte. Die Kunstgeschichte als Fach wurde in der DDR nicht nur, gegen heftigen Widerstand, ideologisiert, sondern an den Universitäten wegen mangelnder Bedeutung für die Gesellschaft drastisch eingeschränkt. Nach der Wiedervereinigung ist mit den Denkmälern und Museen aus der einstigen DDR eine Erbmasse auf uns gekommen, die manchem unerwünscht ist, der sich mit dem Abschied vom Thema der deutschen Kunst schon abgefunden hatte.

Mit dem Thema der europäischen Kunst hatte die Fachwissenschaft keine Probleme, weil für sie, im Grunde genommen, Kunst immer gleichbedeutend war mit europäischer Kunst. Es bedurfte keines besonderen Europabegriffs, um von einer Kunst zu reden, die in dieser Hinsicht gar keine Fragen aufwarf. Das gilt auch für den historischen Zyklus, der die Epochen von der Antike bis zur Moderne umfaßt. Europa, so gesehen, ist jenes Gebiet, in dem der europäische Kulturzyklus abgelaufen ist, wie ihn die Kunst so sichtbar repräsentiert. In diesem Zyklus hat die deutsche Kunst, wie man sehen wird, immer ein gewisses Problem dargestellt, und so war es eine Erleichterung, ohne dieses Problem europäische Kunst erforschen zu können. Es ist nun eine seltsame Koinzidenz, daß die politische Einlösung der Europaidee mit der deutschen Wiedervereinigung zusammenfällt, auf die wir geistig nicht vorbereitet waren und mit deren Erbgewinn wir uns neu beschäftigen sollen. Die Politiker beruhigen unsere Nachbarn, daß die Rückkehr zum Nationalstaat mit seinen Irrtümern

verbaut sei und es nurmehr darauf ankomme, gute Europäer zu werden.
Aber da tritt nun ein dritter Faktor ins Spiel. Das »neue Europa« ist nicht nur geographisch um die ehemalige DDR erweitert. Der Eiserne Vorhang ist gefallen, und hinter dem Horizont taucht unvermutet Osteuropa wieder auf, dessen Existenz wir mit gutem Gewissen von dem Europa der Nachkriegszeit abgetrennt hatten. Osteuropa, in dem übrigens der erwähnte Kulturzyklus gar nicht oder ganz anders abgelaufen ist, hat lange auf einem anderen Planeten gelegen. Gerade in dem Augenblick, da wir das vereinigte Europa verwirklichen sollen, wird unser bequemes Europakonzept zunichte gemacht. Es war von der Idee her mit der Utopie des »Abendlandes« und auch von der Geographie her mit dem Klein-Europa der Römischen Verträge, der Kernzelle der EWG, identisch.
Die Idee des »Abendlandes« war das historische Modell für die politische Restaurierung Europas, die von der Existenz des Eisernen Vorhangs ausging. Die Kunst Rußlands wurde nur in der DDR erforscht, wo dafür die Kunst Italiens allmählich zu einem fremden Thema wurde. Die Kunst Mittel- und Ostdeutschlands, wohin die westliche Forschung nicht mehr reichte, wurde zum Thema der Heimatvertriebenen und zum Anlaß der Nostalgie. Das Bild vom Mittelalter endlich ließ sich im Westen zeitgemäß umrüsten, so daß es die geschichtlichen Wurzeln Westeuropas erkennen ließ.

Wenn ich mich auf den Part der Kunstgeschichte beschränken darf, so haben wir auf die Frage nach der deutschen Kunst keine zeitgemäße Antwort, finden aber auch keine Antworten, oder nur ungeeignete, in der Tradition des Faches. Gerade diesen Umstand möchte ich im Folgenden verdeutlichen. Dabei kommen zwei große Themen in Sicht, die wenig miteinander gemein hatten, ja einander zeitweilig ausschlossen. Das ist einmal die »deutsche Kunst«, die ihren Anteil am »Mythos

der Nation« zugewiesen bekam, und das ist zum anderen die »abendländische Kunst«, die dem »Mythos des Abendlandes« dienen sollte.
Die beiden Themen kamen nicht gleichzeitig auf den Plan. Zunächst war in dem Jahrhundert, in dem die Kunstgeschichte als Fach entstand, das nationale Thema gefragt. Die Romantiker hatten das Wesen der Kunst im Volk und das Volk im Spiegel seiner Kunst gesucht. Die Brücke vom Volk zur Nation war bald geschlagen, als der Zeitgeist dazu aufrief. Die Nationalidee verlangte nach der Gründung von Nationalmuseen und schlug sich im Postulat von »nationalen Schulen« der Kunst nieder. Aber sie tat sich schwer damit, die Kunst zu nationalisieren. Die Abendlandsidee endlich ist, so unbestechlich sie auf den ersten Blick erscheinen mag, in ihrer wissenschaftlichen Anwendung, aber nicht aus wissenschaftlichen Gründen, erst in der Zeit nach dem Zweiten Weltkrieg groß geworden.
Es ist nicht meine Absicht, der Kunstwissenschaft dabei mehr Bedeutung einzuräumen, als sie wirklich besaß. Die Trends waren im allgemeinen Bewußtsein und im Kulturbegriff längst entschieden, wann immer das Fach sie aufgriff. Aber es gab dennoch eine empfindliche Stelle im deutschen Selbstbewußtsein, die gerade in der ungewissen Kunsterfahrung lag. Deswegen geraten wir nicht nur an allgemeine, sondern auch an spezifische Probleme, wenn wir uns den Denkbildern zuwenden, die in der Geschichte der Kunstgeschichte eine Rolle gespielt haben.

Die konfessionelle Teilung war ohnehin ein Stachel, wenn man sich auf die deutsche Tradition berief, und verlangte schon deshalb nach dem Überbau der »Nation«, deren Idee in Deutschland nicht aus einem revolutionären Bewußtsein hervorgegangen war. Immer wieder, aber immer woanders, tritt seither der Gegensatz von zweierlei Deutschen, die beide gegeneinander Recht behalten wollen, hervor, als könnten sie

sich selber nur im Streit finden. Seit der Reformation gab es zweierlei deutsche Kunst, aber im Mittelalter war die Kunst noch ungeteilt gewesen. Sie war das gemeinsame Erbe beider Konfessionen und brauchte deshalb nicht »katholisch« genannt zu werden, weil es den Gegensatz dazu nicht gab.
In der Reformation war aber die Kunst, in einem ganz wörtlichen Sinne, zur Glaubenssache geworden, denn sie stand im Dienste der Religion und wurde, jedenfalls eine Zeitlang, im evangelisch gewordenen Teil Deutschlands auch das Opfer der Glaubensspaltung. Die neu entstehenden Kunstsammlungen waren noch auf lange Sicht kein Ersatz auf die ausbleibenden Aufträge der Kirche. Die Kunst sah bald eher katholisch und evangelisch aus, als daß man sie als deutsch erkannte: ein Problem, das die anderen europäischen Nationen nicht kennen. Schon die Distanz zur »echten« Renaissance in Italien hatte die Künstler in Deutschland der Unbefangenheit beraubt. Die konfessionelle Teilung tat das übrige hinzu. Das deutsche Kunstpublikum aber, das sich in der Moderne vorwiegend aus der evangelischen Akademikerschicht rekrutierte, konnte nie seine Probleme mit dem einfachen Kunstgenuß verleugnen und mußte sie durch Theorien über Kunst bewältigen. So geht nicht nur ein Riß durch die Einheit deutscher Kunst, sondern verrät auch das Kunsturteil durch seinen Theoriebedarf eine Befangenheit, in der man eine deutsche Eigenart sehen darf. Der Streit um »wahre« deutsche Kunst hat bis heute nicht aufgehört, die Gemüter zu erhitzen. Da war es manchmal ein Ausweg, wenn man, wie es schon Goethe auf seiner ›Italienischen Reise‹ tat, über »Kunst an sich« nachdachte und sie am liebsten im Reich der reinen Ideen suchte, wo sich die Frage nach einer deutschen Kunst noch nicht stellte.

Der Umgang mit den Würdigungen deutscher Kunst, die wir in der Fachliteratur bis zum Ende des letzten Krieges antreffen, hinterläßt einen schalen Geschmack, weil wir überall auf

Äußerungen von Unbehagen, Trotz und Kompensation stoßen, also auf Sprachgesten von innerer Unfreiheit. Entweder litt man an mangelndem oder an falschem Selbstbewußtsein, was auf dasselbe hinausläuft. Entweder rechtfertigten die Autoren sich vor sich selbst oder vor ihrem Leserpublikum, das sie in Irrtümern befangen sahen. Wilhelm Pinder warnt in der Einleitung seiner ›Kunst der deutschen Kaiserzeit‹ 1935 vor dem »gestörten Selbstbewußtsein«, das die Deutschen daran hindere, ihre Kunst gut zu finden. »Es ist ein Minderwertigkeitsgefühl am Werk«, das aber auch dazu tendiere, allzurasch als »artfremd« oder »entartet« anzusehen, was nicht in das einseitige Bild vom deutschen Wesen passe. Er meint damit nicht nur die Nationalsozialisten, zu denen er vorsichtig Distanz hält, sondern auch deutschnationale Traditionen, die im Kampf mit der Geschichte lagen und darin untergingen.
Ein wichtiger Umstand, den er in diesem Zusammenhang erwähnt, tritt hinzu. Auch die deutschen Kunsthistoriker hätten »zuerst von der italienischen [Kunst] die Methoden des Sehens gelernt«. Sie leiden daran, daß sie nur einen Dürer, aber keinen Raffael und keinen Michelangelo haben. Deswegen müßten sie, wie Pinder meint, erst eine Deutung »unserer bildenden Kunst« entwickeln, aus der deutlich werde, daß sie »eine vollkommen eigene Sonderart der europäischen« Kunst darstelle. Die Antike wie die Renaissance hatten zwar außerhalb Deutschlands stattgefunden, die Klassik war nie deutsch gewesen. Dennoch ließen sich »nationale Charaktere«, um Heinrich Wölfflins bekannten Begriff zu verwenden, in der Kunst entdecken, und sie verlangten nach einer Ästhetik, in der die eigene Art, und im negativen Falle die »Entartung«, zum Thema wurden.

Die Suche nach dem deutschen Stil – die Gotik in der Romantik

Das Trauma von den Deutschen als Kunstbarbaren ist, wie alle deutschen Gemeinplätze, schon beim jungen Goethe anzutreffen, als er 1772 angesichts des Straßburger Münsters seinen ›Erwin von Steinbach‹ verfaßt. »Was habt ihr getan, daß ihr verachten dürft?«, ruft er den Franzosen und Italienern zu. Er will »dem Volk, das die ganze Welt barbarisch nennt«, endlich Gerechtigkeit widerfahren lassen und ist ergrimmt über deutsche Kunstgelehrte, die Erwins Werk »mit dem unverstandenen Worte Gotisch verkleinert« haben, statt »der ganzen Welt verkündigen zu können: Das ist deutsche Baukunst, unsere Baukunst«. War aber das »Wort Gotisch« unverstanden?

Alte Klischees der Kunstgeschichtsschreibung, die in die Renaissance zurückreichen, haben die Idee der Kunstbarbaren genährt. Für Giorgio Vasari war sie eine verbürgte Wahrheit, als er die unklassische »Gotik« auf dem Boden Italiens Ausländern in die Schuhe schob, aber den Goten, statt sie von den Franzosen abzuleiten. In seinen ›Künstlerviten‹, die er 1550 erstmals veröffentlichte, heißt es dazu: »Es folgten hierauf andere Baumeister, die von ihren barbarischen Völkern jene Manier des Bauens mitbrachten, die wir heute die deutsche nennen. Sie errichteten Gebäude, die ... lächerlich nach unserem modernen Urteil erscheinen.« Die Romantiker haben sich diesen Schuh mit einem gewissen Trotz angezogen. Friedrich Schlegel dozierte deshalb in den ›Grundzügen der gotischen Baukunst‹, mit den Goten beginne »eben der vorherrschende Einfluß des germanischen Stammes und deutschen Sinnes in ... der Kunst der Poesie«. Im »Stil dieser neuen Bauart« sei die »kühnste Phantasie«, gepaart mit einem »deutschen Naturgefühl«, der

prägende Zug, und daher werde sie »mit Recht gotisch genannt«.
Es war eine Sache, sich mit der Gotik als einer deutschen Baukunst zu identifizieren, und eine andere, die deutsche Kultur der Gegenwart zu beschwören, um den Vorwurf abzuwehren, Barbaren zu sein. Die »Kultur« war ohnehin das Argument der Deutschen, mit dem sie sich von der *»civilisation«* der Franzosen abgrenzten. Aber die Kultur enthielt soviel Klassisches und so wenig Deutsches, daß man sich immer wieder fragte, ob es eine »deutsche Kultur« schon gäbe oder ob sie erst käme. Nietzsche sprach von der »Hoffnung auf eine werdende Kultur« bei einem Volk, das »noch kein Heute« hat. Zwar waren die Deutschen stolz auf ihre Kultur, aber sie zweifelten auch immer wieder daran und wollten immer erst etwas »werden«. Die Zweifel entstanden dort, wo der »Formensinn« unentwickelt schien und Nietzsche in den ›Unzeitgemäßen Betrachtungen‹ von den Deutschen sagen konnte: »Man hat ja den Sinn des Inhalts: sind sie doch das berühmte Volk der Innerlichkeit.«

Die Romantik, die allenthalben den Volkscharakter in der Kunst ausrief, bietet in Deutschland kein besonders unschuldiges Bild, seit sie in der Folge der Befreiungskriege politisiert worden ist. Man trotzte den Franzosen nicht nur die eroberten deutschen Kunstwerke wieder ab, sondern setzte ihrer Kunst und ihren revolutionären Ideen das deutsche Wesen mit seiner Eigenart und seinem Naturgefühl entgegen. Schon früh hatte sich das Unbehagen jener deutschen Gebildeten artikuliert, die sich immer mit italienischer und französischer Kunstliteratur begnügen mußten. In den Gesprächen über die Dresdner Gemälde, die August Wilhelm und Caroline Schlegel 1799 im ›Athenäum‹ veröffentlichen, bricht es sich Bahn. Als die kleine Gesellschaft endlich die italienischen Säle verläßt und gemeinsam ein Werk Hans Holbeins betrachtet, meditiert ein Gesprächsteilnehmer tiefsinnig darüber, was geworden wäre,

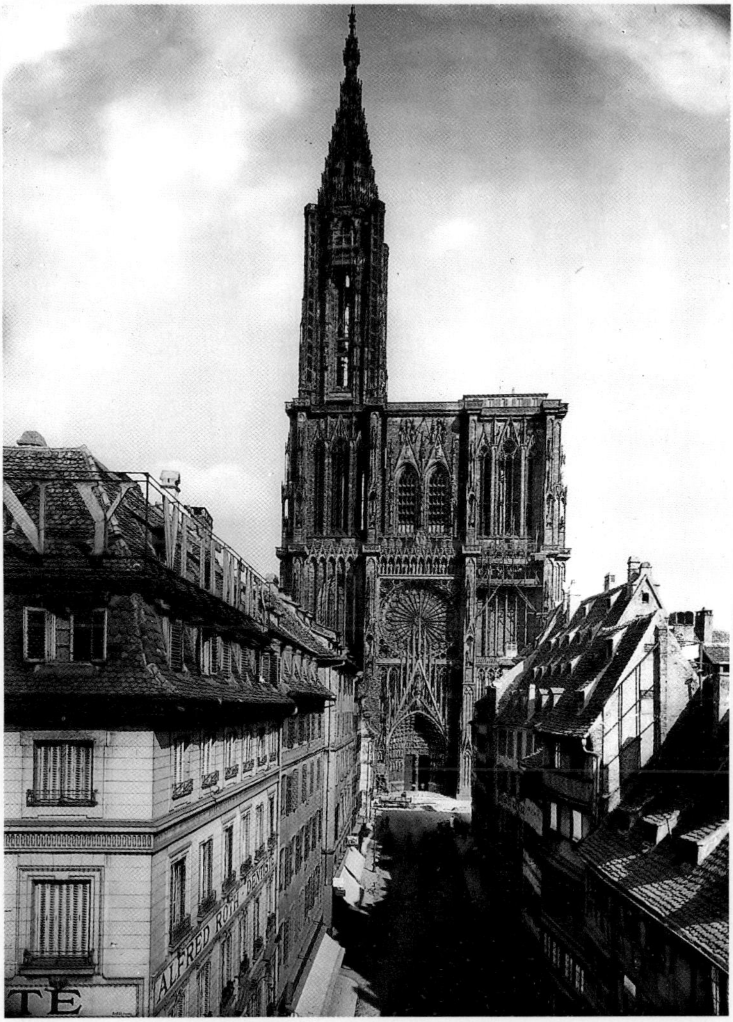

Straßburg, Münster, Westbau, 1277–1439

wenn die Renaissance nicht gekommen wäre. »Die Erinnerung an die Zeit, wo wir auf dem Wege waren, eine echte, einheimische Kunst zu bekommen, wenn ungünstige Umstände und die Sucht des Fremden es nicht verhindert hätten, macht mich immer wehmütig.«

Friedrich Schlegel fordert schon 1804, als er auf dem Rückweg von Paris die Orte aufsucht, an denen er altdeutsche und altniederländische Gemälde sehen konnte, die Einrichtung einer »Sammlung altdeutscher Gemälde«, von denen er sich eine günstige Wirkung auf die Erneuerung der Kunst verspricht. Im allgemeinen Bewußtsein war es noch auf lange Sicht eine Frage, ob die deutschen Maler überhaupt dem Kunstbegriff der Zeit genügen könnten. Deshalb beteuert Schlegel emphatisch: »Die alten Deutschen waren nicht minder groß und erfinderisch in der Malkunst, nur daß die Unwissenheit nicht davon unterrichtet ist.« Aber das lasse sich erst ermessen, wenn man nicht nur den ästhetischen Idealen des klassischen Geschmacks, sondern »dem eigentümlichen Charakteristischen und Nationalen auch im Gesicht und Ausdruck« der Figuren Beachtung schenke. So habe auch Dürer in der Lebendigkeit des Ausdrucks »das Nationaldeutsche aufgefaßt«, an dem Schlegel, dem Romantiker, so viel gelegen war.

Aber der Weg zu einer Erneuerung der »altdeutschen« Kunst war für die klassisch gebildeten Kunstkenner damals kein Ausweg aus dem Dilemma. In einer polemischen Schrift gegen die »neudeutsche patriotische Kunst« warf der »Kunst-Meyer« 1817 den Schriftstellern Ludwig Tieck und Wilhelm Heinrich Wackenroder vor, die »Sache der Religion mit der Sache der Malerei« zu mischen und die »bewährten Kunstregeln«, die an den Akademien gelehrt wurden, in Abrede zu stellen. Auch Johann David Passavant, der als nazarenischer Maler später die Leitung des Städels in Frankfurt übernehmen sollte, sprach sich 1820 in seinen ›Ansichten über die bildenden Künste‹ gegen die Neuauflage des altdeutschen Stils im neudeutschen

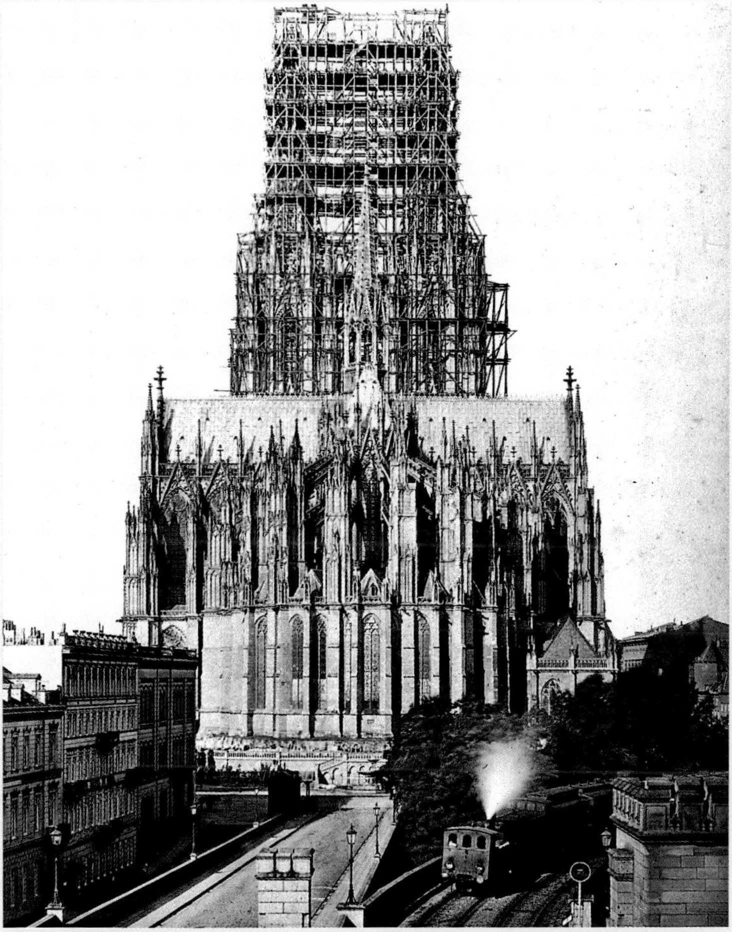

Köln, Dom, Chorpartie, Fotografie aus dem Jahr 1880

Stil aus. Die altdeutsche Kunst sei ein »anspornendes Vorbild«, wie er einräumt, aber eigne sich nicht für eine »äußerliche Nachahmung«. Nur in der gotischen Baukunst galten eigene Maßstäbe.

Im Ausbau des Kölner Doms, den das Mittelalter nie vollendet hatte, sieht Joseph Görres schon 1814 »ein Symbol des neuen Reiches, das wir bauen wollen«. Schließlich war das ungeliebte »Heilige Römische Reich Deutscher Nation« erst 1806 untergegangen und sah der katholische Rheinländer Görres keinen Grund, dem neuen preußischen Nationalstaat das Wort zu reden. Der Ausbau des Doms versprach aber auch die Anknüpfung der deutschen Kunst an das Mittelalter, in dem nicht nur das Reich, sondern auch die Kunst groß gewesen war, als könnte man das Intermezzo der Renaissance ungeschehen machen und zu den Wurzeln zurückkehren. Aber die konfessionelle Spaltung verhinderte den erträumten Konsens. J. Schäffer brachte in seiner Domrede 1842 die Dinge auf den Punkt, als er die Formel aufstellte: »Begeisterung der Gläubigen für Religion, Begeisterung der Ungläubigen für deutsche Kunst.« Eine Fotografie verdeutlicht die Widersprüche in einer Zeit, in der man einerseits noch an den gotischen Türmen baute und andererseits schon die Eisenbahn an diesem mittelalterlichen Denkmal vorbeiführte. Als der Kölner Dom 1880 endlich eingeweiht werden konnte, gab es zwar wieder ein deutsches Reich, aber es war durch den Kulturkampf gespalten. Ausgerechnet die Katholiken, wie der Zentrumspolitiker August Reichensperger, waren von den Feierlichkeiten ausgeschlossen, weil sie die romhörigen »vaterlandslosen Ultramontanen« waren, die Preußen im Kulturkampf damals verfolgte. So wurde der Dom dennoch nicht ein »Denkmal deutscher Eintracht«, wie es Görres erhofft hatte.

Inzwischen war auch die Freude an der angeblich »deutschen Baukunst« der Gotik dahin, seit man ausgerechnet die Abhängigkeit des Kölner Doms von der Kathedrale zu Amiens entdeckt hatte. Die sogenannte Kathedralendebatte über den Ursprung der Gotik schlug Wellen bis in den Reichstag. Man hatte sich damit abgefunden, die Klassik der Renaissance den Italienern überlassen zu müssen. Nun bekam man auch noch die Gotik abgenommen, dazu vom Erbfeind Frankreich. Die Romanik, geschweige denn die Ottonik, war noch wenig erforscht und die karolingische Kunst allzu deutlich übernational. So versteifte man sich nach der Reichsgründung trotzig auf das Paradox einer »deutschen Renaissance«, wie es in einem großen Buch von Wilhelm Lübke schon 1873 hieß. Heinrich Wölfflin, der seit 1912 in München Kunstgeschichte lehrte, erinnerte daran. Er kam darauf zu sprechen, als er zu Ausbruch des Krieges 1914 in München eine Festrede in der Akademie der Wissenschaften hielt: »Als der Krieg von 1870 geschlagen war und das deutsche Volk im neuen Reich sich einzurichten begann, entdeckte man in der deutschen Architektur des 16. Jahrhunderts eine Kunst, die ... gerade das zu enthalten schien, was die Zeit verlangte. Deutsche Art war gleichbedeutend mit deutscher Renaissance.«

Allerdings mußte man bald entdecken, daß die Dinge so einfach nicht lagen, als man ausgerechnet in der Renaissance ein Modell deutscher Kunst suchte. Das Argument wirkt kaum überzeugend in der Architektur, so sehr man auch die deutsche Bauweise gegen diejenige der italienischen Renaissance abgrenzen kann. Sinnvoller ist es auf die bildende Kunst in der Dürerzeit anzuwenden, in der auch die Themen der Reformation zum Tragen kamen. Aber dann ist der Begriff der Renaissance schief, es sei denn, man sieht in der sogenannten deutschen Renaissance gerade den Gegensatz zur Renaissance im üblichen Sinne, was denn die Interpreten in der Folgezeit auch taten. Die »altdeutsche« Manier schien in der bürgerlichen Kunst der Reformationszeit, in der auch die deutschen Wälder das Thema der Maler gewesen waren (siehe S. 44), repräsentiert, ohne daß man daraus einen eigenen Epochenstil ableiten konnte.
Deshalb schien es sinnvoller, nicht einen bestimmten Stil als deutsch zu bezeichnen, sondern das Deutsche in jedem Stil zu suchen. So wurde Kurt Gerstenberg 1913 berühmt mit seinem Buch über die ›Deutsche Sondergotik‹. Wenn schon die Gotik nicht deutsch war, so gab es dennoch eine »Eindeutschung« der Gotik, die gerade die gesuchten Merkmale des Deutschen enthielt. Deshalb konnte Gerstenberg sein Buch im Untertitel nennen: »Eine Untersuchung über das Wesen der deutschen Baukunst im späten Mittelalter«. In der erwähnten Festrede Wölfflins wird ein Jahr später eine Ausgleichsformel zwischen dem Wandel der Stile und dem Bleibenden gesucht, das der Redner in den zeitgemäßen Begriff des »Nationalen« kleidete: »In der Reihe der verschiedenen Stilepochen hat jede ihre

besondere Physiognomie, die nationale Individualität aber ist bis zu einem Grade etwas Gleichmäßig-Durchgehendes, das in allem Wechsel beharrt.« Es ist das »Wesen«, das hier in der Kunst aufgespürt werden sollte. Der Redner gab ihm im gleichen Text den Namen einer »nationalen Phantasie«.

Immer wieder kehrt der gefeierte Kunsthistoriker zu einem Problem zurück, das ihn schon ganz zu Anfang beschäftigt haben muß, als er 1899 sein erstes Buch veröffentlichte. Es handelt von der »klassischen Kunst in Italien«, also von einem Thema, in dem der Deutsche immer das »Andere« und die Verzauberung durch den Süden sah. Selbst Dürer war schon 1494 zum erstenmal nach Venedig gegangen, wie man am Bildschema eines Selbstbildnisses, in dem der Künstler vor einem Landschaftsfenster aufragt, ablesen kann. Damit begann das Problem, wie man die Begegnung mit der südlichen Renaissance im Œuvre des größten deutschen Künstlers einschätzen sollte. Das zweite Buch Wölfflins liest sich 1905 wie eine Ergänzung des ersten. Es ist überschrieben ›Die Kunst Albrecht Dürers‹ und wirft die bedrängende Frage nach der deutschen Identität in der Kunst auf. Der Autor zeichnet hier vorsichtig ein Bild des gemäßigten Klassikers Dürer, das er inzwischen aber schon gegen eine deutschnationale Kunstgeschichte und ihre Klischees verteidigen mußte. Er wehrt sich gegen den Vorwurf, Dürer habe »im Kultus der italienischen Form den angeborenen deutschen Charakter ... untergraben«. Es sei falsch, Grünewalds »deutscher Artung« auf der anderen Seite Dürers »Entartung« entgegenzustellen und zu behaupten, Dürer »sei zu wenig Deutscher gewesen«. Vielmehr sei Dürers »Drang nach Italien aus einer vollkommen gesunden Stimmung hervorgegangen«.
Die Entartung war in der Medizin schon längere Zeit im Sprachgebrauch, aber nur im Sinne von Erkrankungen einzelner Menschen. In der Kunst war sie noch nicht lange Thema.

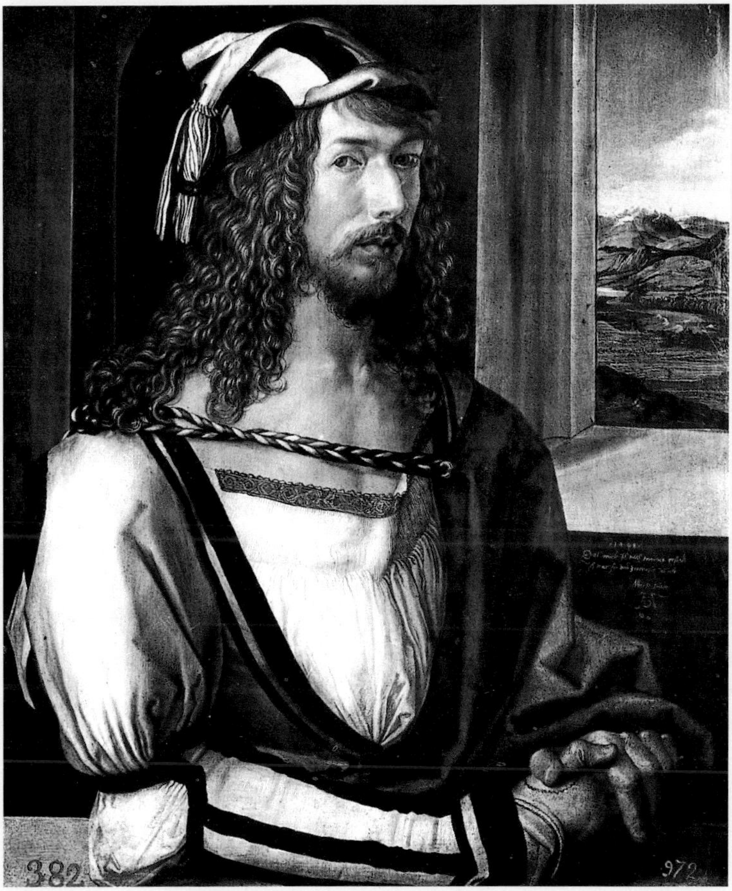

Albrecht Dürer, Selbstbildnis, 1498. Madrid, Prado

Erst der Kulturkritiker Max Nordau hatte 1893 in seinem Buch ›Die Entartung‹ eine medizinische Diagnose der modernen Künstler unternommen, um die »Gesunden« von den »Erkrankten« zu unterscheiden. Wölfflin war nicht mit der Moderne befaßt, aber mit deutscher »Art«, die er am liebsten mit der italienischen Klassik versöhnen wollte. In seinem Buch ›Italien und das deutsche Formgefühl‹ sucht er 1931 die beiden Themen seines Lebens in einer Synthese zu vereinen. Wie er in der Autobiographie beteuerte, ging dem eine langsame »Ablösung von italienischen Idealen« voraus. Schon 1922 wollte er »über unsere eigene Art ins Reine kommen«. Deshalb faszinierte ihn das »schwierige« Thema der »nationalen Charaktere«. Auf dem Kunsthistorikerkongreß bekennt er 1936, der Historiker müsse »für die nationalen Kunstcharaktere die erschöpfende Formel finden«, auch wenn sich »die höchsten Werte der Kunst mit dem Bloß-Nationalen nicht decken«.

In der »deutschen Frage« wählte Wölfflin eine vermittelnde Position, weil er unter keinen Umständen gegen die Renaissance Stellung nehmen wollte. Da nahm sein Zeitgenosse Georg Dehio eine ganz andere Haltung ein, als er sich 1907 programmatisch in einem Aufsatz der ›Deutschen Kunstgeschichte und deutschen Geschichte‹ zuwandte. Der Baltendeutsche aus Reval lehrte seit 1892 an der deutschen Universität im wiedervereinigten Straßburg, wo schon Goethe die Seele der deutschen Kunst gesucht hatte. 1915 verfaßte er den ersten Band einer ›Geschichte der deutschen Kunst‹, die der einzige Klassiker des Themas geworden ist. In seinem Aufsatz kündigt er 1907 das Buch schon an, »das wir nicht haben, aber haben sollten«. Er skizziert die erste Blütezeit der deutschen Kunst unter den Staufern, der im 15. Jahrhundert eine »neue Blütezeit« gefolgt sei, und fährt fort: »Dann kam im 16. Jahrhundert, nach kurzer Blüte, die Katastrophe. Die deutsche Kunst hat sich von ihr nie wieder ganz erholt.« Die zweite Berührung mit der Antike, in der Renaissance, »wurde ihr Verderben«.

Man erwartete inzwischen von der Kunstwissenschaft, ein unbeschädigtes Ideal deutscher Kunst zu erhalten, an dem es so sehr mangelte. Deswegen fand die Erforschung des Mittelalters der deutschen Kaiser und der deutschen Dome eine Aufmerksamkeit, die keineswegs nur vom Kunstinteresse gelenkt war. Dehio wollte sein Buch auch nicht für die »Kunstgeschichte im engeren Sinne« schreiben. Er hatte die Größe der deutschen Geschichte im Auge, welche die »Denkmäler der Kunst« bezeugen, »insofern sie Zustände der Volksseele beleuchten und Geheimnisse an den Tag bringen, von denen keine andere Quellengattung etwas auszusagen vermag«. Als nach 1918 Grenzfragen neu geregelt werden mußten, wurde der Mythos der Nation nur um so wichtiger, weil er alleine noch Kontinuität hinter den Brüchen der Geschichte versprach.

Die »Niederlage« im Jahr 1918 hat dem Argument des Deutschtums und der deutschen Kunst eine neue Schärfe verliehen. Das kommt schon 1920 in einer Würdigung Georg Dehios zum Vorschein, die Wilhelm Pinder in der ›Kunstchronik‹ veröffentlichte. Dehio, so heißt es da, »ist ein Balte, der uns so vieles gegeben hat ... Seinen Stamm haben wir preisgeben müssen, vielleicht für immer. Sechsundzwanzig Jahre lang hatte er selbst in Straßburg gewirkt ... Auch Straßburg ist preisgegeben, vielleicht auch für immer. Den Schöpfer jenes Institutes aber wollten die Franzosen 1918 unter ... den Schmähungen eines bezahlten Pöbels ... einsam mit einem Koffer in der Hand über die Rheinbrücke gehen lassen ..., und sein schönes Institut bleibt eingesargt, solange jeder auch noch so ernsthafte Blick auf alles, was je deutsch war, von den Franzosen verboten sein wird.«
Man muß zugeben, daß sich Franzosen und Deutsche damals im Nationalismus wenig nachstanden und daß vor allem der Franzose Emile Mâle in diesem Streit eine unrühmliche Rolle gespielt hat. Man muß auch zugeben, daß deutsche Kunsthisto-

riker damals die ernsthafte Sachforschung betrieben, die sie schon ihrer eigenen Verantwortung als Wissenschaftler schuldig waren. Wenn man die einschlägigen Texte liest, geht es um Stil, um Ausdruck und selten um Heldenverehrung, seltener noch um politische Parolen, mit denen man die Wissenschaft nicht befleckte. Aber die harmlos wirkende Argumentation dient letztlich immer wieder dem Ziel, deutsche Kunst zu verteidigen, und läßt in diesem Ziel wenig Freiheit zu. Von innerer Distanz ist da wenig zu spüren, um so mehr von Intoleranz in der Sache und gegenüber Andersdenkenden. Die berühmten Gelehrten schienen immer Erwartungen erfüllen zu wollen, die an ihr Deutschtum gerichtet waren. Das Hauptmerkmal ihres Arbeitsstils war aber vielen Geisteswissenschaftlern in Deutschland gemeinsam. Es lag in dem inneren Zwang, alles verbindlich erklären zu müssen, was in das eigene Fach fiel, und eine Anhängerschaft zu erwerben, die der Erklärung wie einer Glaubenssache bedingungslos folgte. Woran sich übrigens bis heute nicht viel geändert hat.

1935 veröffentlicht Wilhelm Pinder den ersten Band seiner ›Kunst der deutschen Kaiserzeit bis zum Ende der staufischen Klassik‹. Im Vorwort bietet er das Bild einer vorsichtigen Gratwanderung, wenn er einerseits als »unvermeidlich« erklärt, daß auch die deutsche Kunstgeschichte »zur Zeit umgeschrieben wird«, andererseits aber davor warnt, dabei allzuviel von dem Besten preiszugeben, was im deutschen Erbe bereitliegt. Auch »diesem Buche geht es«, wie der Autor beteuert, wieder einmal »um das geschichtliche Selbstbewußtsein der Deutschen« und ihre Selbstzweifel. Er will »ein stolzes Ja sagen dürfen« zur deutschen Kunst und ihre Größe feiern. Deshalb ruft er aus: »Es gibt wirklich in der Bildenden Kunst Europas Dinge, die die Deutschen und nur sie erfunden haben.« Das klingt nach jener Rechtfertigung und nach jenem Unbehagen, das offenbar von Anfang an im Thema lag.

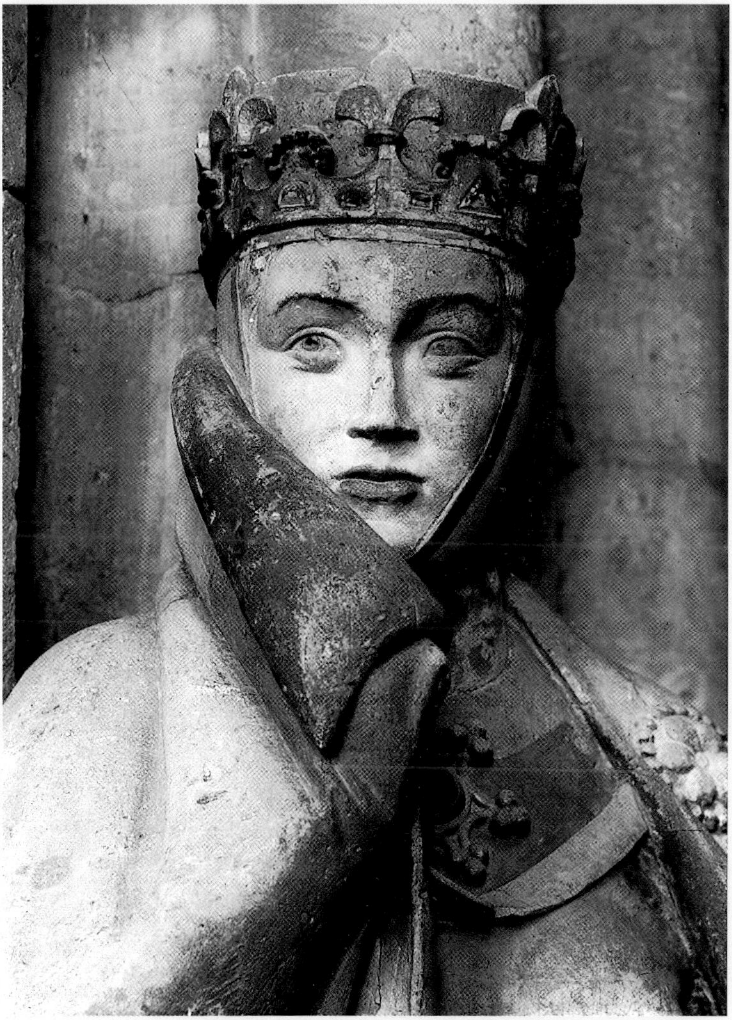

Uta von Ballenstedt, Naumburg, Dom, nach 1249.
Aus: Wilhelm Pindor, Die Kunst der deutschen Kaiserzeit bis zum Ende der staufischen Klassik, Band I, 1. Aufl., Leipzig 1935, 2. Aufl., Frankfurt 1952, Abb. 370

Wilhelm Pinder war, nach einem kurzen Intervall, 1927 Heinrich Wölfflin auf dem Münchner Lehrstuhl für Kunstgeschichte gefolgt. Bald schon muß er hier die Arbeit an der mehrbändigen ›Geschichte der deutschen Kunst‹ begonnen haben, die ab 1935 erscheint. Im Vorwort grenzt er sie von »Dehios großer Leistung« ab, von der schon die Rede war. »Nicht der Bericht ist Ziel, sondern die *heute* notwendige Betrachtung«. Es ist jetzt eine »Lage« eingetreten, »die für Dehio noch nicht galt«. Was als deutsche Kunst schon anerkannt ist, soll in seinem Buch weniger Raum einnehmen als das, was in dieser Hinsicht noch »umstritten« ist und also »verteidigt« werden soll. Dazu zählen das Karolingische, das Ottonische und auch das Salische, das »als Stil« im deutschen Erbe noch nicht genügend bekannt ist. »Nicht die Breite der Tatsachen, sondern der Grad der Gefahren« bestimme die Auswahl.
Eine Zeitlang hatte Pinder, wie viele seiner Kollegen, nach 1933 den neuen Machthabern seine Dienste angeboten in der Hoffnung, sie zu mäßigen und dabei selber Einfluß zu gewinnen. Wenn er aber in der ersten Stunde in Bekenntnisse einstimmt, die ihren Zweck nur allzu offen ausdrücken, so ist es doch offenbar sein persönliches Anliegen, »ein neues Mittelalter« herbeizuwünschen, in dem »die Menschen Stil haben werden«. Stil sei mehr als Form und in Wirklichkeit »Gemeinschaft und Glaube«. Der Glaube an den kommenden Stil gehörte damals zum Projekt der Moderne, aber Pinder hatte von diesem Stil seine eigene Vorstellung. Schon darin, daß er sich diesen Stil als deutsch vorstellt, isoliert er sich vom Credo der fortschrittlichen Moderne, die sich immer als eine internationale Bewegung verstand. In seiner Berufung auf das »Volk« aber wiederholt er ein Anliegen der Romantik, das allerdings im deutschnationalen Gebrauch jetzt dem Zeitgeist huldigt.
Ein gewisses Problem stellte bei diesem Versuch der deutsche Osten dar, in dem man nicht einfach von Germanentum reden konnte. Pinder rettet sich in die erstaunliche Formel, die

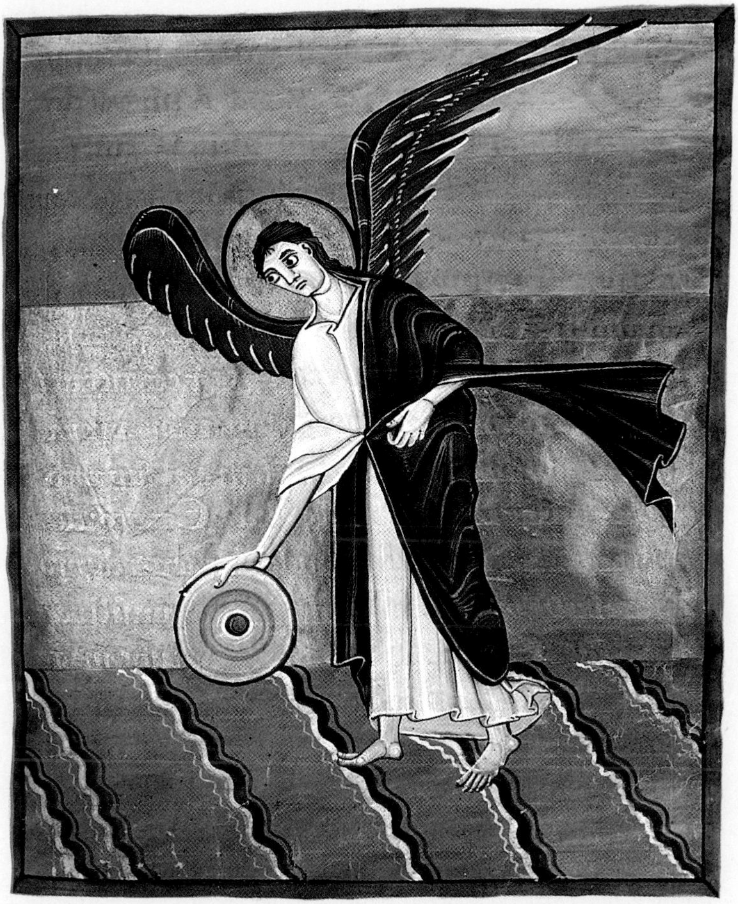

Der Engel mit dem Mühlstein, Apokalypse des Bamberger Domschatzes, ottonische Miniatur, Bamberg, Staatsbibliothek.
Aus: Wilhelm Pinder, Die Kunst der deutschen Kaiserzeit bis zum Ende der staufischen Klassik, Band I, 1. Aufl., Leipzig 1935, 2. Aufl., Frankfurt 1952, Abb. 90

Slawen hätten »die von unseren germanischen Vorfahren verlassenen Wohnsitze eingenommen ... Die Zurückeroberung ... schuf ein zweites Deutschland, ein ... koloniales zunächst, das mit dem ersten langsam unter Kämpfen zusammengeschmolzen ist«. Deshalb kann der Autor auch diese Gebiete in den »Volksraum« hineinnehmen, den er vom »Staatsraum« und seinen wechselnden Grenzen unterscheidet. Im übrigen dient das Buch dazu, die deutschnationalen Ideen vor ihrer platten Radikalisierung durch die Nationalsozialisten zu retten und das Thema der deutschen Kunst vor allem in der Skulptur auf dem Niveau einer gebildeten Hermeneutik zu halten. Wohl deshalb wird das Werk 1952, als Bücher zum Thema der deutschen Kunst nicht mehr geschrieben wurden, ohne Abstriche wieder aufgelegt und eifrig gelesen. Was man jetzt nicht mehr selber sagen kann, zitiert man einfach nach Pinder. Damit ist das Thema der deutschen Kunst erst einmal zu Ende, wenigstens bis heute. Es ist wichtig, sich diese Lücke bewußt zu machen. Es geht nicht darum, Pinders Leistung als Fachmann für Skulptur zu schmälern, sondern um seinen Ansatz bei der Deutung deutscher Kunst. Man kann heute nicht einfach dort anknüpfen, wo er damals aufgehört hat, und mit dem Thema auch nicht so verfahren, als hätte es keine Geschichte.

Der deutsche Widerstand gegen die Moderne

Auch an einer anderen Front hatte sich eine Diskussion entwickelt, in welcher die deutsche Kunst verteidigt wurde, diesmal gegen die Gefahren der internationalen Moderne. Wilhelm Pinder kommt in der Einleitung seines Buches darauf zu sprechen und nimmt sofort eine Haltung der Abwehr ein. »Modernität ist überhaupt kein Begriff der Kunst«, sondern gehört in den Bereich der »Technik, der Mode«. Die Deutschen waren schon im Mittelalter um so mehr sie selber, je weniger sie jeden europäischen Stil von Anfang an mitmachten. »Unmodern sein heißt noch gar nicht zurückbleiben.« Der Widerstand gegen die Avantgarde war beileibe nicht auf Deutschland beschränkt, aber in Deutschland immer an die Verteidigung der deutschen Eigenart gebunden. Es schien hier, als bedrohe die ausländische Avantgarde, zumal wenn sie aus Frankreich kam, den deutschen Charakter und als verlöre die deutsche Kunst ihre Wurzeln, wenn sie sich auf die internationale Moderne einließe.

Das Thema trieb in Wilhelminischer Zeit seine Blüten und warf immer die Frage nach der kulturellen Identität auf. Schon 1890 hatte Julius Langbehn der allgemeinen Stimmung Ausdruck verliehen in seinem Buch ›Rembrandt als Erzieher‹, übrigens mit dem Untertitel ›Von einem Deutschen‹. Wieder einmal wurde ein Erzieher für deutsche Ideale gesucht und diesmal in Rembrandt gefunden, den der Verfasser kurzerhand zu einem Deutschen machte. Aber die Kunst lieferte nur das Stichwort für den Kreuzzug, den der Autor gegen den Materialismus des neuen Reiches führte. Er fordert den »geistigen Aufschwung«, der nach dem »politischen Aufschwung« von 1870 ausgeblieben sei. Die Moderne habe die allgemeine »Sittlich-

keit« untergraben. Deswegen möchte Langbehn diese Entwicklung am liebsten ungeschehen machen.
Gerade der Kaiser wies der modernen Kunst damals eine erzieherische Rolle zu, weil die Reichsgründung nicht den erwünschten Konsens der Deutschen zustande gebracht hatte. Diese Linie wird spätestens 1901 offiziell, als Wilhelm II. in Berlin die Siegesallee eröffnet. Die ›Kunst im Dienst der Staatsidee‹, wie sie Georg Malkowsky 1912 in seinem einschlägigen Buch propagiert, ist aber ein Ideal, dem die Künstler nicht willig folgen. Deshalb prangert der Kaiser die Kunst an, sie tue »weiter nichts, als das Elend noch scheußlicher darzustellen«, und »versündigt sich damit am deutschen Volk«. Das sei um so unverständlicher, als »uns, dem deutschen Volk, die großen Ideale zu dauernden Gütern geworden, während sie anderen Völkern mehr oder weniger verlorengegangen sind«. Die Schatten der Zukunft fallen über den Horizont. Die deutsche Unsicherheit verlangt nach Abgrenzungen und fördert einen Isolationismus, der sich schließlich dazu versteigt, die Existenz der Moderne überhaupt zu leugnen. Der Zusammenhang mit unserem Thema stellt sich ein, sobald die Antimodernisten damals Leitbilder aus der deutschen Kunst der Vergangenheit zur Nachahmung empfehlen. Modern ist synonym mit undeutsch, ebenso wie Gotik und dann die Renaissance, die man so gern deutsch gemacht hätte, am Ende undeutsch waren. Wenn die Welt also hartnäckig die Bestätigung verweigerte, blieb immer noch der Rückzug in die innere Wesensschau, wo das Ideal dem Zugriff der Wirklichkeit entzogen war.

Der Streit um die Moderne entzündete sich zuerst am Stichwort des Impressionismus und spaltete die deutsche Kunstwelt in zwei feindliche Lager. Der Berliner Kunstkritiker Julius Meier-Graefe ist der Held, aber auch der Prügelknabe in diesem Streit, in dem es damals selbst um Affekte gegen Kosmopolitismus und Judentum geht. Alles, was die moderne Kunst

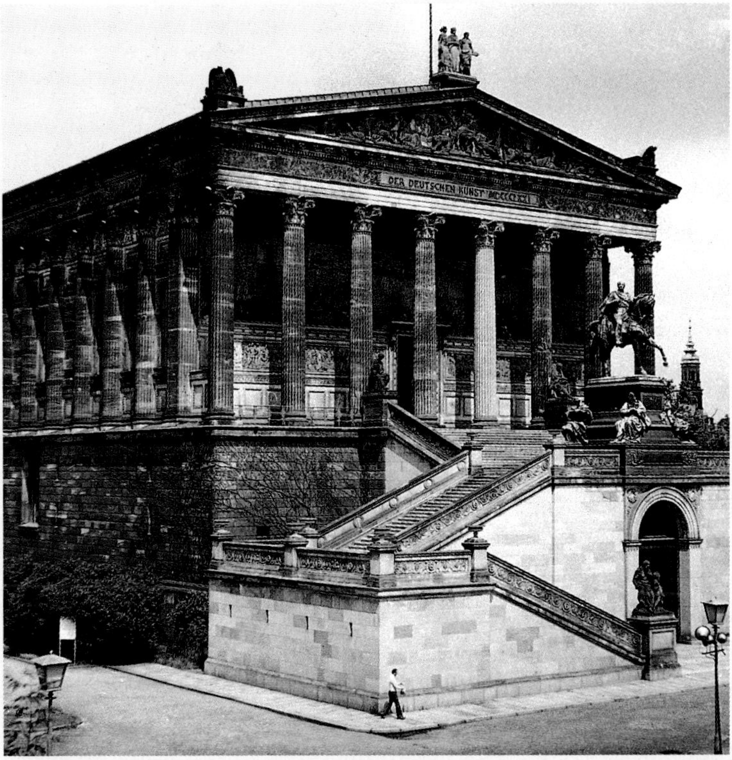

Nationalgalerie, Berlin,
Entwurf von August Stüler, ausgeführt von Johann Heinrich Strack, 1866–1876.
Auf dem Fries unter dem Dreiecksgiebel die Inschrift:
»Der Deutschen Kunst MDCCCLXXI«

hervorgebracht hatte, wurde von den gegnerischen Parteien mit dem Impressionismus in einen Topf geworfen. Er lieferte das Schlagwort, das für die ganze unerwünschte Richtung stand. Meier-Graefe vertrat eher jenes Ideal, das man am besten als »Sezessions-Kunst« bezeichnet, also die progressive Kunst, die von dem liberalen Großbürgertum gesammelt, von der konservativen Beamtenschicht bekämpft und von der staatlichen Kunstpolitik offiziell abgelehnt wurde.

Die Professoren der Kunstakademien waren die Wortführer der Nachhut. Das Argument für die deutsche Tradition in der Kunst wirkt bei ihnen wie eine Beschwörungsformel, um die Öffentlichkeit gegen die internationale Moderne zu mobilisieren und von der Frage nach der wirklichen Qualität ihrer eigenen Werke abzulenken. Daher wurden jene Museumsdirektoren, die sich den Entwicklungen der Moderne öffneten, die Zielscheibe ihrer Angriffe. Überhaupt standen die Museen in dieser Zeit im Kreuzfeuer der Meinungen, ob sie die Hüter der Bildungstradition bleiben oder die Wegbereiter der Moderne werden sollten.

In der Berliner Nationalgalerie, die in der Giebelinschrift die Widmung: »Der deutschen Kunst« trug, brach der Streit um die internationale Moderne aus, als sie in Hugo von Tschudi, dem Direktor des Hauses, einen Anwalt fand – wo man ihr doch am liebsten Hausverbot erteilt hätte. Dabei hatte sich Tschudi viele der 34 Neuerwerbungen, die er im Dezember 1896 ausstellte, von solchen Sammlern schenken lassen, die den Fortschritt in Preußen vertraten. Der Streit um die moderne Welt als Gesellschaftsform und Denkweise, der das Großbürgertum spaltete, fand in der Kunst nur den gewünschten Aufhänger. Die allgemeine Unsicherheit darüber, was denn die deutsche Aufgabe sei, konnte bei jeder Parteinahme für französische Kunst die Gretchenfrage auslösen: Wie hältst Du es mit der deutschen Kunst? In Berlin empfand man die ausländischen Erwerbungen Tschudis als Entweihung des deutschen Kunsttempels, so

daß er bald gemaßregelt wurde und schließlich 1908 demissionieren mußte.
Eine Nationalgalerie war von den Künstlern spätestens seit 1848 immer wieder gefordert worden. Sie wurde 1861 gegründet, als der preußische Staat die Gemäldesammlung des Konsuls Wagener übernommen hatte, und 1876 im heutigen Bau eröffnet. Als Museum moderner Kunst trug sie den Konflikt mit der internationalen Moderne von Anfang an in sich. 1906 war sie Schauplatz der legendären Jahrhundertausstellung deutscher Kunst, an deren Auswahl auch Julius Meier-Graefe beteiligt war. Der Erfolg der französischen Centennale im Jahr 1900 hatte dem Projekt die Wege geebnet. Trotz dieser Verdienste ging der Streit um die Ankaufspolitik der Kunstexperten in der Öffentlichkeit unvermindert weiter.
Meier-Graefe schürte den Streit um die moderne Kunst zunächst mit der Kampfschrift ›Der Fall Böcklin‹, die 1905 ein gewaltiges Aufsehen erregte. Der Maler, so wetterte Meier-Graefe, »vereint in einer Person alle Sünden der Deutschen gegen die Logik der Kunst« und verrät mit dem inhaltlichen Pathos und der theatralischen Geste die wahren Qualitäten der Malerei. »Das Germanentum führt in Böcklin zu einem Schlagwort.« In Heidelberg eröffnete Henry Thode, der Professor für Kunstgeschichte, den Gegenfeldzug, zumal er auch die ›Entwicklungsgeschichte der modernen Kunst‹ bekämpfen wollte, in der Meier-Graefe das offizielle Bild von der deutschen Kunst in der Moderne auf den Kopf gestellt hatte. Der Schwiegersohn Cosima Wagners veröffentlichte seinen Zyklus von Vorlesungen »über neudeutsche Malerei« unter dem Titel ›Böcklin und Thoma‹ und reiste auch mit einem Vortrag über ›Kunst und Sittlichkeit‹. Er wollte dabei seinen Lieblingsmaler Hans Thoma, in dem er das deutsche Wesen verkörpert sah, gegen die Maßstäbe der internationalen Moderne aufbauen.
Deshalb kommen die Gegner rasch auf Grundsatzfragen zu sprechen, in denen ihr Weltbild zur Debatte stand. Meier-

Graefe bestand gerade auf jener neuen, internationalen Kunst, »die wir haben. Das ist der einzige indiskutable Patriotismus, die Grundlage aller Kultur.« Deswegen begrüßt er die neue »Weltsprache« der Kunst, die »jenseits der natürlichen Verschiedenheit von Ort und Rasse« entstünde. Für Thode dagegen ist die Kunst nie »unabhängig vom Volkscharakter«, sondern wie die Sprache »etwas durchaus Nationales«. Deswegen wehrt er sich auch gegen die französische Überfremdung, »die von Berlin aus Deutschland aufgezwungen werden soll«, wobei er nicht zuletzt den Maler Max Liebermann im Auge hat.

Der sogenannte Bremer Kunststreit wurde 1911 durch den Ankauf einer Landschaft van Goghs ausgelöst, den man ja trotz seiner Erfahrungen mit französischer Kunst eigentlich nicht einfach zu einem Franzosen machen konnte. Der ehemals Worpsweder Landschaftsmaler Carl Vinnen veröffentlichte unter dem Titel ›Ein Protest deutscher Künstler‹ eine Streitschrift, die von 118, darunter namhaften Künstlern unterzeichnet wurde. Der französische Import, den er einem Komplott der Kunsthändler zuschrieb, sei eine »Gefahr für unser Volkstum« und bedrohe die Förderung der »vaterländischen Kunst«. Die Gegenschrift ›Im Kampf um die Kunst‹ erschien nur drei Monate später und war von allen fortschrittlich gesonnenen Künstlern, Sammlern und Schriftstellern getragen, darunter den Malern des künftigen ›Blauen Reiters‹ und Max Beckmann, der, so deutsch er war und empfand, auf diese Ebene der Auseinandersetzung nicht herabsteigen mochte. Wieder einmal war die deutsche Öffentlichkeit in zwei feindliche Lager gespalten, und wieder einmal ging es um das Deutsche der Kunst, wobei die Moderne nur den Anlaß gab.
Der ›Protest deutscher Künstler‹ hatte allerdings auch ganz materielle Gründe. Er griff zunächst die deutschen »Kunstschriftsteller« an, die sich auf die Seite der französischen Malerei geschlagen hatten und die deutsche Kunst im Stich ließen,

statt sich zu ihrem Anwalt zu machen. Er hatte sodann die Galeristen und die Museumsleute im Auge, die mit ihrer »Preistreiberei« für französische Bilder den Markt der deutschen Kunst schädigten und selbst »für flüchtige Studien van Goghs, in denen ein Künstler die drei Dimensionen vermißt, Zeichnung, Farbe und Stimmung, anstandslos 30 000–40 000 Mark bezahlten«. So kommt Carl Vinnen auf den Punkt, wenn er beklagt, auf diese Weise gingen »jährlich Millionen der vaterländischen Kunst verloren«. Dennoch erhebt er sein Argument ins Allgemeine und fordert einen neuen Nationalsinn, der »in den Kreisen unserer Ästheten« so schmerzlich fehle. »Darauf unser Volk zu lenken, scheint mir wichtiger, als ihm täglich seine Minderwertigkeit einzureden.«

Da die deutsche Gegenwartskunst in der Zeit vor der ›Brücke‹ und dem ›Blauen Reiter‹ nicht über große Namen verfügte, wenn man Max Liebermann und Lovis Corinth als Mitläufer des »undeutschen Impressionismus« angriff, suchte Henry Thode das deutsche Wesen in einem Prinzip, das im Inhaltlichen lag. Wenn er von Idealismus und Sittlichkeit sprach, meinte er die Würde inhaltlicher Themen der Kunst, womit er seine Fremdheit mit der Entwicklung der modernen Kunst bestätigt, und keine formalen Qualitäten. Auch er war gebannt von der Aufgabe, eine Kontinuität deutscher Kunst im Rückblick auf ihre Geschichte zu begründen. Was heute, so wollte er sagen, bei uns nicht in den internationalen Rahmen paßt, hat auch früher nicht hineingepaßt.

Die Ächtung des deutschen Expressionismus und die »Entartete Kunst«

Die Nationalsozialisten konnten eine Generation später alle Parolen, die sie brauchten, aus der Tradition der Debatte um deutsche Kunst abrufen. Sie fanden auch noch immer ein Publikum vor, das zwischen Minderwertigkeitsgefühlen und Größenwahn schwankte. Wenn sich also die Diskussion heute so um die Zeit des Dritten Reiches bewegt, als handele es sich um eine böse Episode, dann blendet sie eine lange Vorgeschichte aus, in der schon alle Argumente für eine zeitlose deutsche Kunst und gegen eine zeitgenössische Moderne vertreten sind. Nur wurde jetzt eine Position, die viele gerne teilten, so offiziell und so sehr ein Hebel für staatliche Unterdrückung, daß sogar die Parteigänger aus dem alten Streit von ihr abrückten. Als selbst so deutsche Maler wie Beckmann unter das Ausstellungsverbot gerieten und sich die Museen von guter Kunst leerten, war es bereits zu spät, um diesem Treiben noch Einhalt zu gebieten.

Die Trennlinie lag dort, wo die Nationalsozialisten das Massenpublikum der Kleinbürger, aus dem sie selber kamen, bedienten. Hier war das alte Argument, das in diesem neuen Milieu bisher keine Rolle gespielt hatte, bald nicht mehr wiederzuerkennen. Die Mißverständnisse des Großbürgertums, die am Beginn der »Bewegung« standen, brauchen hier nicht beschrieben zu werden. Auch nicht die Tatsache, daß in München 1937 zwei Ausstellungen gegeneinander zeugten, in denen die Kunst in eine »kranke« oder »entartete« und eine »gesunde« oder »deutsche« Hälfte geschieden, reinlich und sichtbar auf einen Himmel und eine Hölle der Kunst aufgeteilt war. Die drastische Anwendung wirkt wie eine unfreiwillige Karikatur des alten Streits, in dem jetzt keine Freiheit mehr geduldet wird.

Die Wortführer der Bewegung wußten genau, was sie dem alten Streit verdankten und wie sie die vorhandenen Instinkte gegen die Gefahren der Moderne nutzen konnten. Manchmal bedankten sie sich bei den Wortführern von damals, die ihnen, so schien es, den Weg bereitet hatten. In der Zeitschrift ›Das Bild‹ berief sich eine Autorin 1934 ausdrücklich auf Henry Thode und das, »was zu Heidelberg begann, als zum ersten Mal ein Tapferer in öffentlicher Stellung dem Internationalismus in der Kunst den Kampf ansagte«. Dieser Kampf ist nun siegreich beendet. Wir haben, heißt es da, endlich »ein Wissen um das, was deutsch ist in der Kunst«.

Dieses »Wissen« wirkte sich böse aus für den Expressionismus, kaum daß er sich als ein genuin deutscher Stil bewährt hatte. Sein Höhepunkt war in der bildenden Kunst längst überschritten, als die Nationalsozialisten ihn plötzlich angriffen. Aber er war immer noch der Liebling eines gebildeten Publikums, das auf diesen Stil nicht verzichten wollte, den kein anderes Land den Deutschen streitig machte. Er schien auch für die alte deutsche Kunst den gemeinsamen Nenner zu liefern, nach dem man immer gesucht hatte. Hier bestand ein Konsens, für den die Ablehnung durch die neuen Machthaber eine schwere Enttäuschung war. Man mußte fortan deutsche Kunst wieder allein in der Vergangenheit suchen, weil sie in der Gegenwart nicht mehr geduldet war, es sei denn im Kitsch der neuen Lieblingskünstler Adolf Ziegler und Arno Breker.
Das Kultbuch des Stils war 1916 von Hermann Bahr unter dem Titel ›Expressionismus‹ veröffentlicht worden und schon 1919 in einer dritten Auflage im Umlauf. Es ist aufschlußreich, darin die Stichworte der Debatte um deutsche Kunst wiederzuentdecken, die wir bisher verfolgt haben. Der Impressionismus wird natürlich in Bausch und Bogen abgelehnt, weil er eine Vorliebe des liberalen Bürgertums war. Er ist nichts anderes als »der Abfall des Menschen vom Geiste«. Wenn der Impressionis-

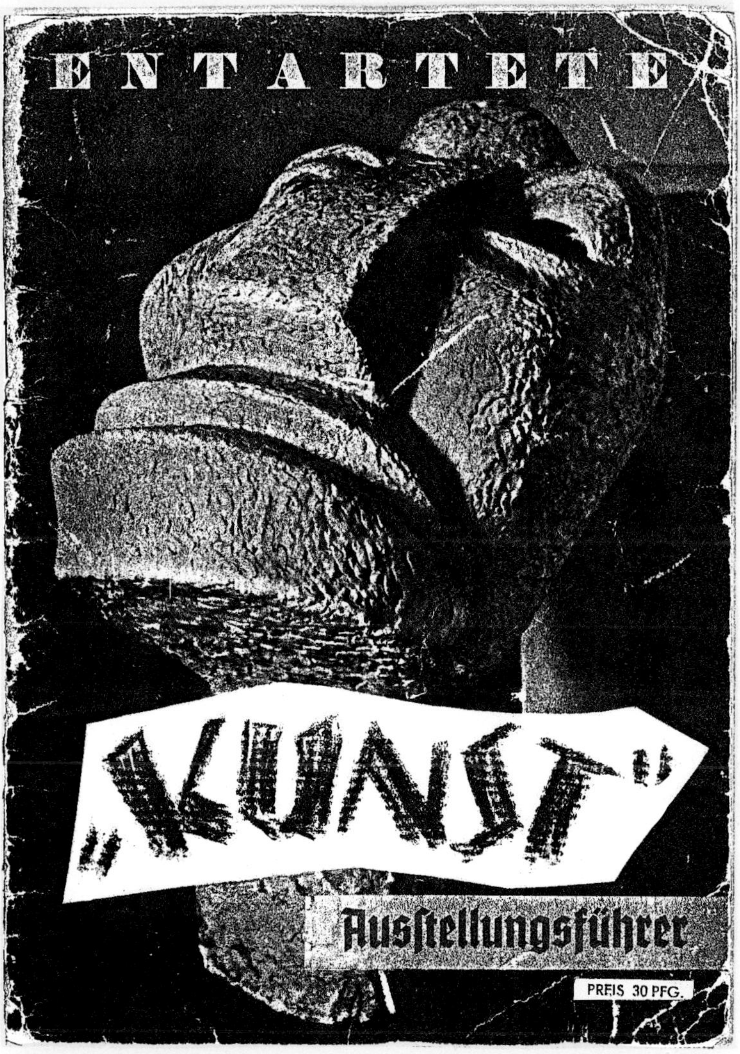

Ausstellungsführer ›Entartete Kunst‹, München, 1937, Umschlagvorderseite.
Abgebildet ist ›Der neue Mensch‹ von Otto Freundlich

mus die großen Themen und den persönlichen Ausdruck in der Kunst verriet, so war beides im neuen Stil zurückgekommen. »Der Expressionismus reißt den Mund der Menschheit wieder auf.« Die junge Generation wollte die deutsche Seele in jener barbarischen Natur wiederfinden, welche die Deutschen immer als Vorwurf gegen sich gerichtet sahen. Die »Wilden« wollten nicht bürgerlich, aber deutsch sein. Die »Neuen Wilden« haben um 1980 an diese deutschen Künstler schon im Namen wieder angeknüpft.

Es lohnt sich, den deutschen Begriff der »Wilden« näher in Augenschein zu nehmen. Er war schon der Dürerzeit vertraut, als die »wilden Männer« des Mittelalters plötzlich zu den »edlen Wilden« mit germanischem Blut wurden, die in den deutschen Urwäldern hausten und der Natur so verbunden waren wie die Satyrn im südlichen Arkadien. Humanisten wie Conrad Celtis und Maler wie Albrecht Altdorfer beschworen das nostalgische Märchen einer germanischen Frühzeit, die sie schon bei Tacitus in seiner Schrift ›Germania‹ beschrieben fanden.

Die modernen Expressionisten wiederum blickten auf die »altdeutsche« Grafik gerade der Dürerzeit zurück, um sie in den archaischen Duktus ihrer eigenen Holzschnitte zu übersetzen. Zwar waren sie für die urtümliche Kraft in der Holzplastik der Naturvölker ebenso empfänglich wie die Franzosen, aber sie machten sich, anders als die Fauves, zugleich auf den Weg zu ihren eigenen Ursprüngen. Deshalb gaben sie dem Begriff der Wilden, die man in Frankreich die »Primitiven« nannte, einen eigenen, deutschen Sinn, so wenig sie ihn hätten erklären können. Wilhelm Hausenstein vereinfachte die Dinge, als er den Maler Emil Nolde 1914 kurzerhand mit Paul Gauguin verglich, der »das Barbarische« bekanntlich außerhalb Europas gesucht hatte. Aber der Vergleich sollte deutlich machen, daß auch Nolde den »Kunstgeist der Wilden« erneuern wollte – eine Absicht, die, wie man weiß, ohnehin immer ein moderner Irrtum war.

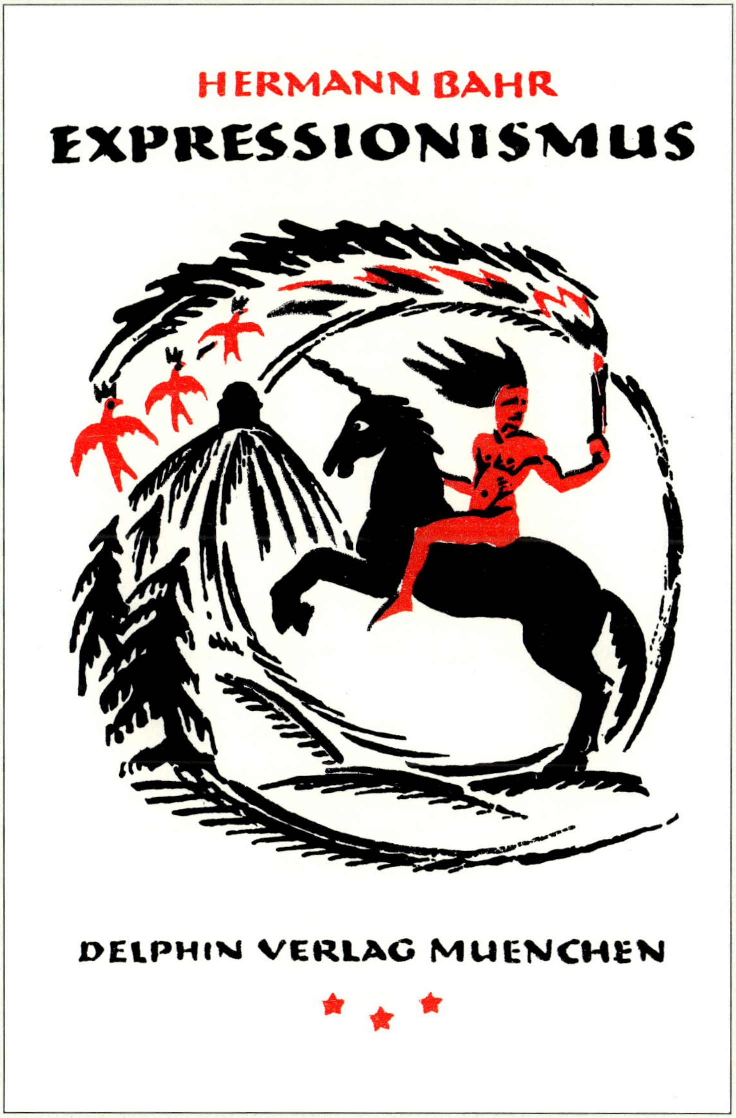

Umschlag von Fritz Hellmuth Ehmcke zu Hermann Bahr, Expressionismus, 1. Aufl., München 1916, 3. Aufl., München 1919

Der Expressionismus wurde, trotz seiner anfänglich antibürgerlichen Gesinnung, auch im Bürgertum standesgemäß, weil er so deutsch war. Die neue Ausdruckskunst ließ sich, wenn man nur den richtigen Blickwinkel dafür besaß, bis in das Mittelalter zurückverfolgen, was die Kunsthistoriker denn auch bald versuchten. Die ottonische Kunst wurde mit Begeisterung als früher Expressionismus der mittelalterlichen Kunst begrüßt und damit als erster wahrhaft deutscher Stil neu in Besitz genommen. Auch dort, wo das Stichwort nicht fällt, ist das Argument deutlich vertreten. Werner Weisbach und Heinrich Wölfflin, der damals eine Apokalypsen-Handschrift von der Reichenau und ihre ottonischen Miniaturen in einem großen Buch interpretiert, führen die neue Forschungsrichtung in den zwanziger Jahren an. Es schien, als sollte sich ein alter Wunschtraum der Deutschen erfüllen, der in der Kunst der Vergangenheit und in jener der Gegenwart endlich die wahre Identität finden wollte.

Die Enttäuschung ist um so größer, als der Nationalsozialismus diese Debatte verbietet und auch den Expressionismus als undeutsch ächtet. Wilhelm Pinder versucht nach der Machtergreifung, den Expressionismus zu retten. Auch Gottfried Benn unternimmt dazu eine letzte Anstrengung, als er 1933 sein berühmtes, aber erfolgloses ›Bekenntnis zum Expressionismus‹ verfaßt. »Diese starke Front von Glauben an eine neue große deutsche Kunst« gehe paradoxerweise zusammen mit der »Ablehnung des Stils und Formwillens der letzten deutschen Epoche«. Schon bezeichne man »den malerischen Expressionismus als entartet«, der doch die »letzte große Kunsterhebung Europas« war und die »bürgerliche Weltanschauung« brüskierte. Mit dem Expressionismus sieht Benn die Kunst im bisherigen Sinne zu Ende gehen und im Ritual der Massenkundgebungen überleben, womit er die damalige politische Ästhetik kennzeichnet.

Es wird still um moderne Kunst ganz allgemein, sobald man die Parteilinie zur Glaubenssache erklärt. Es liegt eine merkwürdige Logik in dem Entschluß, alle moderne Kunst auf dem Altar der deutschen Kunst zu opfern und dann doch keine deutsche Kunst übrigzubehalten, die man international vorzeigen konnte. Lieber keine Kunst als undeutsche Kunst, wobei die Bestimmung des Deutschen in der Kunst zum Entsetzen der bisherigen Deutschtümler inzwischen ein reiner Willkürakt geworden war. Die Kunsthistoriker wenden sich in dieser neuen Lage notgedrungen wieder der Vergangenheit zu, um deutsche Kunst zu erforschen. Die Zeitschrift des ›Deutschen Vereins für Kunstwissenschaft‹ war schon 1933 gehalten, sich »selbstverständlich auf deutsche Kunst zu beschränken«. Aber bald mußte man hinzufügen, daß die »jüngste Vergangenheit und die Gegenwart für uns vorläufig unbetretbare Gebiete« sind.

Das »Abendland« als Ausweg

Der Widerstand gegen die Moderne wurde unterstützt durch die Katastrophentheorie, die schon im Thema des »Abendlandes« lag. Man sah in der Moderne den »Untergang des Abendlandes« kommen, wie es im Titel von Oswald Spenglers berühmtem Buch von 1917 hieß. Das Buch, das auch viel von Kunst handelt, war überall zur Hausbibel geworden, deren Thesen vom Verlauf der Geschichte in zunehmendem Maß bestätigt zu werden schienen. Hier hieß es von der Moderne, sie sei »Stadtkultur, unmetaphysische Zivilisation, Ende und Kosmopolitismus statt Heimat, Masse statt Volk und Konvention statt Tradition«. Die griffigen Antithesen zeigen an, wie die Affekte gegen die Moderne und wie die Wünsche nach den alten Mythen aussahen. Für Spengler war der Untergang des Abendlandes, ähnlich jenem der Antike, »eine welthistorische Phase vom Umfang mehrerer Jahrhunderte, in deren Anfang wir gegenwärtig stehen«.

Für die recht unterschiedlichen »Abendländer«, die nach ihm kamen, war dieser Untergang, ebenso wie das Abendland selber, eine Leerformel, die sich je nach Situation und je nach Wunsch einsetzen ließ. Das Abendland, das realgeschichtlich schon am Beginn der Neuzeit und mit der Entstehung der Nationalstaaten zu Ende gegangen war, wurde ideengeschichtlich kurzerhand zum Opfer der Moderne erkärt. Die Moderne erschien dann als Verrat am Abendland, bis sich im Zweiten Weltkrieg die wirkliche Katastrophe ereignete und, überspitzt gesagt, für manche die Moderne unterging, das totgesagte Abendland aber wieder auferstand. Was diesem Argument an gedanklicher Logik fehlte, wurde durch Wunschdenken ausgeglichen. Die Moderne schien nur auf Kosten des Abendlandes

und dieses nur auf Kosten der Moderne zu existieren. Das Abendland wurde im Widerstand gegen die Moderne ebenso wie in der erneuten Suche der Deutschen nach ihrer Identität zum zeitgemäßen Mythos, der den unzeitgemäß gewordenen Mythos der Nation beerbte.
Die Katastrophe von 1945 hätte bei einem so gefährdeten Selbstbewußtsein eigentlich zum Offenbarungseid eines gescheiterten Deutschtums führen müssen und die Chance zur Selbstreinigung von falschen Klischees bieten können. Aber nichts dergleichen geschah. Paul Parin hat diese Flucht vor der eigenen Vergangenheit gerade im Vergleich mit Italien scharfsinnig beleuchtet, wo eine ähnliche Vergangenheit nach dem Krieg auf ganz andere Weise bewältigt wurde. Bei uns bot die fortbestehende Fixierung auf ein »Ideal«, das man nur umbenennen und anderswo suchen mußte, nämlich im gemeinsamen Abendland der anderen Völker, »einen Schutz gegen Gefühle der Ohnmacht und Beschämung«. Die Kultur machte damals die deutsche Vergangenheit nicht zu einem Thema, das diese Dinge präsent hielt. Auch das so lange mißbrauchte Thema der deutschen Kunst fiel jetzt der »kollektiven Amnesie« anheim.
Man übertrug das Sendungsbewußtsein, das immer schon im Widerstand gegen die übrige, gegen die feindliche Welt gewachsen war, von der nationalen auf die abendländische Idee, aus der man nur das Germanentum entfernen mußte, um sie den neuen Verhältnissen anzupassen. Als Vorreiter eines neuen Abendlandes meldete man sich zur Wiederaufnahme in die Völkerfamilie an. Aber die Abendland-Debatte versprach auch die Entlastung in der Schuldfrage und eine Chance zur Verdrängung der Vergangenheit. Hier war die Katastrophe als unvermeidlich vorhergesagt worden: nicht als Katastrophe des nationalen Wahns, sondern als Katastrophe einer irregeleiteten Moderne. Natürlich war viel Idealismus im Spiel, aber es war ein alter, enttäuschter Idealismus, der sich neue

Ziele suchte und sich dabei den Rückblick auf die Schuldfrage ersparen wollte.
Damit zeigt sich die Nachkriegszeit in einem erhellenden Widerspruch, der auch den Anteil der Kunstgeschichte an der unbewältigten Vergangenheit beleuchtet. Auf der einen Seite die Katastrophentheorie, die man zeitgemäß abwandelte, indem man behauptete, daß die Moderne den christlichen Geist untergraben und damit auch in der Kunst den Weg in den Untergang beschritten habe. Auf der anderen Seite die Anpassung an die internationale Situation, sprich die Wiedereinführung der verfemten Kunst der Moderne auf dem Umweg über Amerika, aber nun in der Zeitmode der Abstraktion. Die von den Nazis geächteten Künstler schienen die unterbrochene Kontinuität der Moderne zu repräsentieren. Indem man sie rehabilitierte, wollte man den Makel der nationalsozialistischen Kulturschande auslöschen und beweisen, daß man anderen Geistes gewesen war, aber eine Zeitlang eben hatte schweigen müssen. Eine Debatte über die »Entartung« fand damals ebensowenig statt wie eine solche über die deutschnationale Kunstgeschichtsschreibung.

In unserem Thema müßte nun eigentlich die Europa-Idee folgen. Aber es war das christliche Abendland in seiner vornationalen, also unbefleckten Gestalt, insbesondere das frühere Mittelalter, das als Leitidee am ehesten die neue Versöhnung im Innern und nach außen versprach. Die deutsche Kunst war vorteilhafterweise bei einer solchen Wahl schon aus historischen Gründen ausgeblendet, weil es sie damals noch gar nicht gegeben hatte. Die neue Thematik hatte praktische, ja politische Vorteile und sogar eine gewisse Zwangsläufigkeit. In Österreich, wo man sich mit Geschick von der gemeinsamen Vergangenheit losgesagt hatte, eröffneten die Vertreter dreier Länder, unter Ausschluß der Bundesrepublik, 1949 eine Tagung zu jenem »ersten Jahrtausend«, in dem das Abendland

herangereift war. Ein Jahr später war die Tagung auf fünf Länder erweitert und konnte in Mainz, also in der Bundesrepublik, stattfinden. Ausstellungen wie ›Das werdende Abendland an Rhein und Ruhr‹ in Essen (1956) oder ›Karl der Große‹ in Aachen (1965) setzten diese Linie fort.
In der Kunstgeschichtsschreibung wird der Mythos des Abendlandes nicht nur zum wichtigsten Thema, sondern bietet auch die einheitliche Perspektive auf ein Epos von einstiger Größe und nachfolgendem Niedergang. Hans Sedlmayr wurde zum Wortführer des Themas in seinem Buch ›Verlust der Mitte‹, das schon während des Krieges geschrieben wurde, aber erst 1948 erschien. Wieder einmal ging es um eine Kritik der »entarteten« Moderne, aber diesmal erfolgte sie aus christlicher Sicht und stellte der Moderne nicht die deutsche, sondern die christliche Tradition entgegen. Werner Haftmann, der zum Sprachführer der Gegenseite wurde, warnte in diesem Zusammenhang vor dem »modischen Unbehagen an der modernen Kultur« und griff jene an, die »immer von der Erneuerung des christlichen Abendlandes reden, jedoch, vor neue Tatsachen gestellt, sich gar nicht erneuern lassen wollen«.
Religion und Kunst wurden die Sinnbilder einer unbeschädigten Tradition, wenn man sie auf einen gemeinsamen Nenner brachte. Die Kunst zeugte nun für die Religion, wie einst für die Nation. Auch Heinrich Lützeler spricht in seinem Buch ›Die christliche Kunst des Abendlandes‹, das nun wieder aufgelegt wurde, ebenfalls von einer »Kunst der Mitte«, womit er das Mittelalter meint. Die »innere Einheit der christlichen Kunst« ist eine historische Begründung der neuen Europa-Idee, in der sich Frankreich und Deutschland auf eine gemeinsame Vergangenheit besinnen. Die Moderne wurde in dieser Sicht zur »Tragödie« jener christlichen Kunst, die in diesen Jahren neu und programmatisch eine Zeitlang wieder aktuell geworden war.
Die Kunstgeschichten schwenken flexibel auf den Zeitgeist ein und erheben das übernationale Mittelalter, das kurz vorher

in Deutschland noch so national ausgesehen hatte, zum wahren Maßstab für Kunst. Der Streit um die Moderne wurde mit veränderter Besetzung und neuen Argumenten fortgesetzt, wenn die Moderne nicht ganz ausgeblendet wurde. 1948 eröffnete man den 1. Deutschen Kunsthistorikertag auf Schloß Brühl bei Köln. Natürlich stand er unter dem Motto der Kunst des Mittelalters. In der Eröffnungsrede erinnert der Bonner Kunsthistoriker Herbert von Einem daran, daß jede Gegenwart sich ihr Geschichtsbild neu erarbeiten müsse. »Das 20. Jahrhundert hat ... den Schleier zerrissen, mit dem das 19. Jahrhundert den Abgrund, in den der Weg des Abendlandes zu führen drohte, noch hat verdecken wollen.« Die Katastrophe hätte vermieden werden können, »hätten wir noch ein abendländisches Bewußtsein gehabt«. Die Wissenschaft wird wie die Religion aufgefordert, die verlorenen Werte neu zu begründen und dabei ideologiefrei zu verfahren. Die Referate der Tagung handeln von Erneuerung und Wiedergeburt in der Kunst des Mittelalters, aber zum Beispiel nicht davon, daß nach 1933 die Elite des Fachs Kunstgeschichte emigriert war.
Anderthalb Jahrzehnte später fand der Internationale Kunsthistorikerkongreß zum erstenmal wieder in Deutschland statt, nämlich 1964 in Bonn. Er stand unter dem Motto: »Stil und Überlieferung in der Kunst des Abendlandes«. In der Eröffnungsrede desselben Herbert von Einem ist das Abendland bis in das Barockzeitalter erweitert, aber die Moderne ausgespart. Die »Überlieferung« ist, im Gegensatz zum Wandel der Geschichte, all das, was bleibt, also der Traum von Kontinuität, die einst in der Nation gesucht wurde und nun im alten Europa gesucht wird, dessen Einheit das Modell für die neue, politische Einigung abgab. Stil stiftete Einheit und nicht nur Wandel, zumal wenn in den Inhalten, jedenfalls bis zum Ende der alten Welt, »Kunst und Religion verknüpft« gewesen waren. In der Moderne ist aber »der Schwund der Überlieferung für die Kunst eine große Verarmung«.

Es ist deutlich, wieviel bei dieser Revision der Kunstgeschichte ausgespart blieb und wie sorgfältig die Auseinandersetzung mit den großen Themen vor 1945 vermieden wurde. Der Binnendruck wuchs mit dieser Verdrängung, bis er sich auf dem 12. Kunsthistorikertag 1970 in Köln entlud. Die Frage nach beschädigten Traditionen im eigenen Fach wurde in einer besonderen Sektion unter dem Titel: »Das Kunstwerk zwischen Wissenschaft und Weltanschauung« gestellt. Als man im Sprachgebrauch der älteren Fachvertreter, die sich so gerne als ideologiefrei sahen, Rückstände aus dem Tonfall einer totgeschwiegenen Vergangenheit aufdeckte, war die Konfrontation zwischen den Generationen perfekt. Die sozialistischen Neigungen der Jungen, und waren sie noch so versteckt, lieferten die erwünschte Bestätigung für ein wohlbekanntes Feindbild, und die gemeinsame Arbeit am Thema der deutschen Kunst wurde erst gar nicht begonnen. Im übrigen sorgte die Teilung Deutschlands für einen Aufschub im Thema der deutschen Kunst, wenn sie es nicht überhaupt obsolet zu machen schien.
In aller Stille legte inzwischen der bedeutendste Vertreter der »Abendländer«, wenn ich mich so ausdrücken darf, eine Alternative für das Thema der deutschen Kunst vor. Wolfgang Braunfels unternahm in einem auf acht Bände geplanten Werk über ›Die Kunst im Heiligen Römischen Reich Deutscher Nation‹ erstmals den Versuch, die Kleinstaatenwelt im Alten Reich als Maßstab für die geographische Streuung und lokale Vielfalt der Kunst vor 1806 zu wählen. Hier gibt es keine Stammesmerkmale mehr, geschweige denn eine nationale Eigenart deutscher Kunst, sondern nur noch ein buntes Mosaik von gewachsenen Traditionen in regionalem und lokalem Rahmen, also die Eigenart der weltlichen und geistlichen Fürstentümer, Grafschaften, Reichsklöster und Reichstädte.
Der Autor wollte »Geschichte in die Landschaft und die Kleinstaatenwelt des Reiches zurücktragen« und den »Entstehungs-

bedingungen der Werke nachgehen«. Das Konzept ist modern, indem es die regionalen Konstanten der Kunst, die heute immer mehr Aufmerksamkeit finden, bis an das Ende des Alten Reiches verfolgt. Geographische Kunstgeschichte endet dort, wo auch die Eigenart der territorialen Einheiten erlosch und im modernen Nationalstaat aufging. Die Kunst übernahm im bürgerlichen Zeitalter andere Funktionen.

1992 fand der Internationale Kunsthistorikerkongreß wieder einmal in Deutschland statt. Wer die Wahl des Tagungsorts in ihrer Vorgeschichte verfolgt hat, konnte sich nur darüber wundern, wie die Geschichte die Planung überrumpelt und alle Kontroversen überflüssig gemacht hatte. Die Wahl von »Westberlin« war dem erbitterten Widerstand nicht nur der DDR abgetrotzt worden. Bevor der Kongreß zusammentrat, gab es »Westberlin« nicht mehr. Berlin war wieder deutsche Hauptstadt geworden. Auch waren die Mauern des weiteren Ostens gefallen, so daß der Zustrom aus Osteuropa erstmals seit Kriegsende wieder das Tagungsbild prägte, aber noch nicht die Tagungsthemen. Die neue Situation in Europa wird auch eine neue Diskussion darüber auslösen, was Kunstgeschichte heute sein kann und was sie in den verschiedenen Kulturen der beiden Hemisphären gewesen ist. Aber noch sind wir nicht so weit.

Zweierlei deutsche Kunst

Die Teilung Deutschlands hat auch einen tiefen Graben durch die Kunst gezogen. Die Westkunst schloß sich der internationalen Moderne, die Ostkunst dem Sozialistischen Realismus an. Die eine glich der anderen so wenig, daß nicht einmal mehr der Streit um das, was die Deutschen für richtig und für falsch in der Kunst hielten, ausgetragen werden konnte. Beide Seiten suchten ihre Identität in einem Prinzip, mit dem sie in das neue politische System paßten, statt in der eigenen Tradition. Auch der Grundsatz, auf den die jeweilige Kunst schwor, war im Grunde ein Fremdimport. Im Westen holte man die Moderne nach, im Osten den Sozialismus. Das bedeutete im einen Falle auch Marktkunst, im anderen Falle Staatskunst. Die Deutschen waren durch eine Grenze getrennt und nicht mehr durch die alten Kontroversen. Auf beiden Seiten der Grenze war das Recht geschützt, gegeneinander Recht zu behalten. Der Konfessionsstreit setzte sich in neuer Gestalt fort.

Die Wiedervereinigung hat den Schutz der Grenze aufgehoben und Konflikte ausgelöst, deren Umfang noch gar nicht abzusehen ist. Der Druckausgleich fällt aus, von dem beide Seiten gelebt haben. Der Export der Westkunst in die ehemalige DDR ist keine Lösung des Problems, zumal die DDR-Kunst im Westen längst auf den Markt gekommen ist. Grenzgänger aus der DDR sind im Westen schon seit langem zu berühmten Malern geworden. Der innere Grenzverlauf, den ich oben gezeichnet habe, war schon vor Jahren in Bewegung geraten. Das Thema der zweierlei Kunst ist ein deutsches Thema, weil es in der heutigen Situation als einziges noch die Frage eines deutschen Kunsterbes, und einer doppelten Erblast dazu, aufwirft. Die Spaltung in der deutschen Kunst war eine Zeitlang auch eine

Spaltung in der Frage nach gegenständlicher Kunst, die immer deutscher aussah als abstrakte Kunst.
Im Thema der eigenen Geschichte steckte das deutsche Element in der neueren Kunst, gleich, ob es mit realistischen Mitteln erzählt oder mit abstrakten Gesten nur beschworen wurde. Schon die Spaltung der Kunst, und nicht nur des Landes, war ein Symbol deutscher Geschichte, ein doppeltes Erbe der Nachkriegszeit, hinter dem die Künstler das gemeinsame Erbe der Vorkriegszeit suchten. Wie aber, wenn sie nicht nur deutsche Themen anfassen, sondern als Künstler auch deutsch aussehen wollten, also an den alten Realismus der zwanziger Jahre oder den Expressionismus wieder anknüpften?

Der Neo-Expressionismus ist auch in Westdeutschland nicht erst von den »Neuen Wilden« so heftig propagiert worden, daß Ausländer darin das deutsche Phänomen in der Nachkriegskunst schlechthin sehen. Der amerikanische Künstler Donald Judd griff 1984 diesen »Nationalismus« an, den er für »ziemlich reaktionär«, ja im Grunde für »Kitsch« hält. Er sei nicht willens, darin nur eine persönliche Vorliebe einzelner Maler zu sehen. Anselm Kiefer war für ihn der bekannteste Exponent dieses Trends. »Vielleicht handelt es sich um eine Parodie des Nationalismus, aber das glaube ich nicht.« Seither hat Kiefer den Versuch, deutsche Traditionen zum Mythos zu stilisieren, eher noch verstärkt, gleich, ob es sich um suggestive Themen oder um eine ebenso suggestive Formensprache handelt. Da ist Joseph Beuys, so durch und durch deutsch er auch war, einen anderen Weg gegangen und hat auf Klischees verzichtet, es sei denn, daß er sie bloßstellte. Im übrigen hatte die Antithese von zweierlei deutscher Kunst die Rivalität um den echten Neo-Expressionismus beiderseits der deutschen Grenze eher noch verstärkt, als handelte es sich um eine Frage der legitimen Erbfolge. Aber die deutsche Tradition beschränkt sich bekanntlich nicht auf den Expressionismus allein.

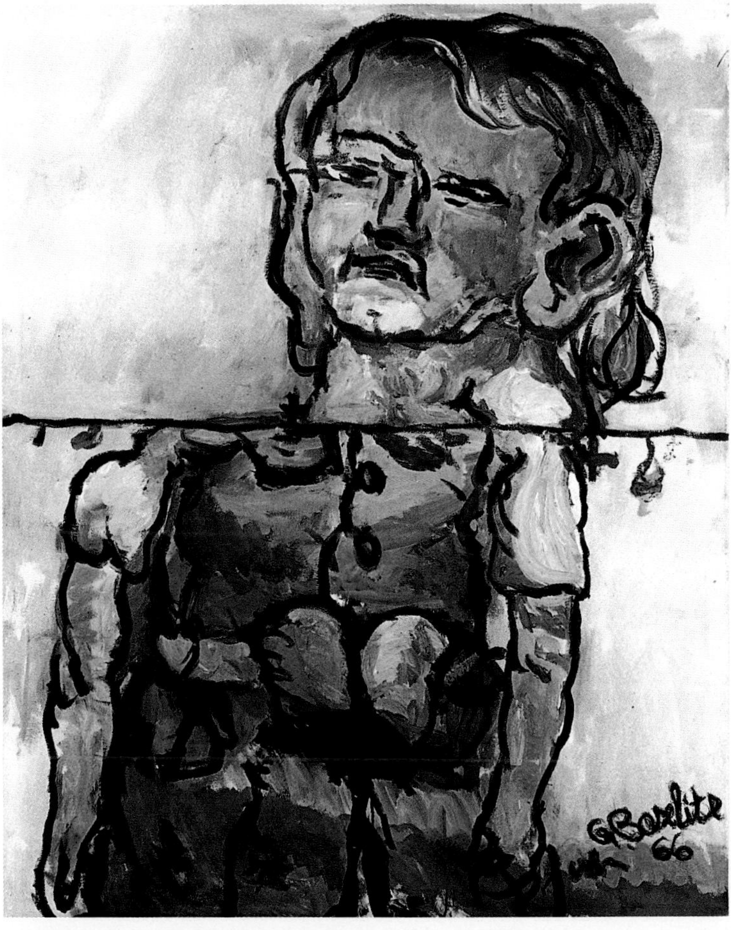

Georg Baselitz, Der geteilte Held, 1966. Derneburg

»Im Phänomen von ›zweierlei deutscher Kunst‹ lebten, konserviert, ältere Antithesen und Widersprüche fort«, wie Eduard Beaucamp 1990 schrieb. »Schon der Gegensatz von Schwitters und Beckmann, von Bauhaus und Berliner Großstadt-Realismus war nicht weniger aufreizend als später der zwischen Beuys und Mattheuer, der Zero-Gruppe und der kritischen Realisten aus Leipzig. Otto Dix fand, wie Beckmann, Hofer oder Kokoschka, unmittelbare Nachfolger nur im Osten.« Der Leipziger Bernhard Heisig nahm in seiner Malerei Anstöße von Max Beckmann auf, während man im Westen eine Beckmann-Gesellschaft gründete, um für den großen deutschen Maler im Zeitalter der westlichen Abstraktion Verständnis zu finden. Beckmann ließ sich im Westen nur mehr ausstellen, wirkte aber hier nicht mehr als Künstler, weil seiner Wirkung ein anderes System im Wege stand.
Die Ausstellung ›Zeitvergleich‹ machte 1982 in Hamburg die DDR-Maler erstmals zum Thema im Westen. Im Vorwort zum Katalog schreibt Günter Grass: »In der DDR wird deutscher gemalt. Dieser Staat und seine Bürger tragen sichtbar schwerer an der deutschen Vergangenheit.« Er sieht damals die geteilte Geschichte Deutschlands auch in »einer Geschichte in Bildern« vorliegen, wie es sie in keinem anderen Land gibt. Das sei nicht verwunderlich, »da die Künste in Deutschland schon immer das Interesse der Obrigkeit erregt« und auf dieses Interesse auch im »betonten Andersseinwollen« der Künstler reagiert hätten. Mit der Erosion der Systeme aber »fangen die Bilder an, sich zu gleichen«, was beiderseits die Angst vor unerwünschter Ähnlichkeit weckt.
Ein Jahr zuvor hatte 1981 eine Ausstellung in Köln die »Westkunst« zur Ikone der Moderne geweiht. Ihre Geschichte ließ sich lückenlos und unter Ausschluß der Ostkunst, ebenso wie die Geschichte der DDR-Kunst, als ein abgehobenes Thema nacherzählen, wobei die Deutschen, aber nicht dieselben Deutschen, gleich zweimal beteiligt waren. Die angesammelten

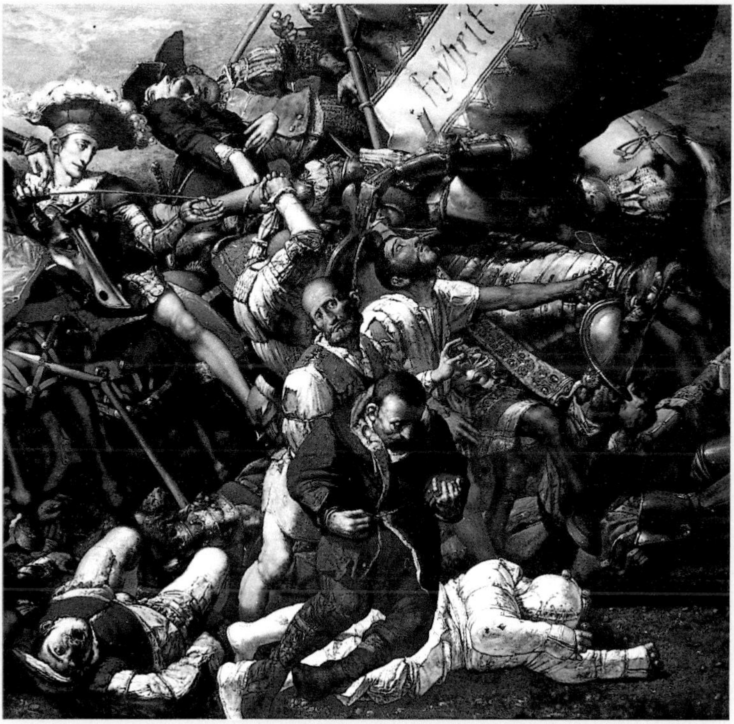

Werner Tübke, Schlacht bei Frankenhausen, 1982/83, Detail.
Oberhausen, Städtische Galerie Schloß Oberhausen,
Ludwig-Institut für Kunst der DDR

Fakten und Theorien im Binnenraum der einen und der anderen Welt erlaubten den Chronisten, gleich auf zweierlei Weise über eine Geschichte der Kunst Buch zu führen, die in sich komplett war und ihre Argumente in der eigenen Tradition fand. Wie wird aber das Unternehmen aussehen, wenn sich diese säuberliche Ordnung auflöst und damit Fragen von größerem Gewicht freisetzt?
Aber diese Fragen unterliegen derzeit einem regelrechten Tabu. Statt dessen würde man am liebsten die unerwünschte Erblast der ehemaligen DDR-Kunst, da sie nun nicht mehr hinter einer Grenze existiert, fast so rasch in die Depots verbannen, wie man einmal die Nazi-Kunst im geschichtlichen Bewußtsein auslöschen wollte – auslöschen und nicht aufarbeiten, vergessen und nicht analysieren. Die jüngste Debatte um die Ausstellung von Nazi-Kunst ist noch frisch im Gedächtnis. Sie erzeugte nur Streit, aber brachte keine Ergebnisse. Der Streit um die DDR-Kunst setzt ganz andere Emotionen frei, weil alle Beteiligten wissen, daß sich das Thema nicht auf die andere deutsche Kunst begrenzen läßt, sondern die Alleinherrschaft der westlichen Kunsttradition in Frage stellen würde. Das wissen am besten die aus der DDR stammenden Malerfürsten im Westen, die nun vehement gegen die einstigen Kollegen im Osten Stellung beziehen. Der Streit um die Mitgliedschaft in der Berliner Akademie der Bildenden Künste, der die Spalten der Tagespresse gefüllt hat, wurde mit politischen und mit moralischen Argumenten ausgetragen, vermied aber die Kernfrage der künstlerischen Leistung.

Schon zu Anfang der sechziger Jahre wurde Unordnung im jeweiligen Weltbild der Kunst befürchtet, als junge Maler, die aus der DDR kamen, im Westen Aufsehen erregten. Gerhard Richter schloß sich damals vorzeitig der Pop Art an und rief mit Sigmar Polke zeitweilig einen »kapitalistischen Realismus« aus. Georg Baselitz, den ich hier als Beispiel »einer sehr deutschen

Situation« auswähle, war 1957 von der Ostberliner Akademie entfernt und bald darauf an der Westberliner Akademie von Hann Trier aufgenommen worden, wo den Zwanzigjährigen eine »fremde, kühle Umwelt« erwartete. 1963 erregte er in der Berliner Galerie Werner und Katz einen Kunstskandal, hinter dem mehr stand als nur der Vorwurf des Obszönen. Die Provokation, die der Maler beabsichtigte, richtete sich gegen die Avantgarde und die Abstraktion, von der er sich »durch grobe, gegenständliche Malerei absetzen« wollte. Die Reaktion in der Kunstszene, die damals noch auf die Abstraktion schwor, war, so erinnert sich Johannes Gachnang, »wie kalter Krieg«.

Das Gegenständliche blieb für Baselitz ein Problem des Bildermalens, und er stellte später seine Motive auf den Kopf, um sie in den Bildern loszuwerden. Der Konflikt zwischen dem Selbstausdruck des Künstlers mit dem Motiv und dem Ausdruck des autonomen, malerischen Bildes war vielleicht immer ein Problem deutscher Kunst, die »brüchiger, fragiler und desolater« war als anderswo, wie er behauptete. »Mein Ursprung ist Deutschland, und als Maler bin ich sozusagen Zweitdeutscher. Die Tradition der deutschen Malerei ist die Tradition der häßlichen Bilder«, von Albrecht Dürer bis Emil Nolde. Für A. R. Penck ist Baselitz »synonym für deutsch«, in den Brüchen ebenso wie in den Versöhnungen.

Junge Maler wie Baselitz und Richter haben in den sechziger Jahren die Kunst in der Bundesrepublik verändert. Ihre Geschichte ist unter diesem Aspekt noch nicht geschrieben, sondern bloß biographisch erfaßt worden. Da das Thema die Identität zweier Kunstwelten betrifft, die als unvergleichbar gelten, ist Berührungsangst mit im Spiel. Ein Künstler, der im Westen zu Ruhm gekommen ist und in jungen Jahren die DDR verlassen hat, darf immer nur einem einzigen System zugerechnet werden, gleich, welche Erfahrungen er mitgebracht und welche Probleme er vorgefunden hat. Würde man sich auf die Fragen nach dem, was diese Vorgänge in größerem Zusammenhang

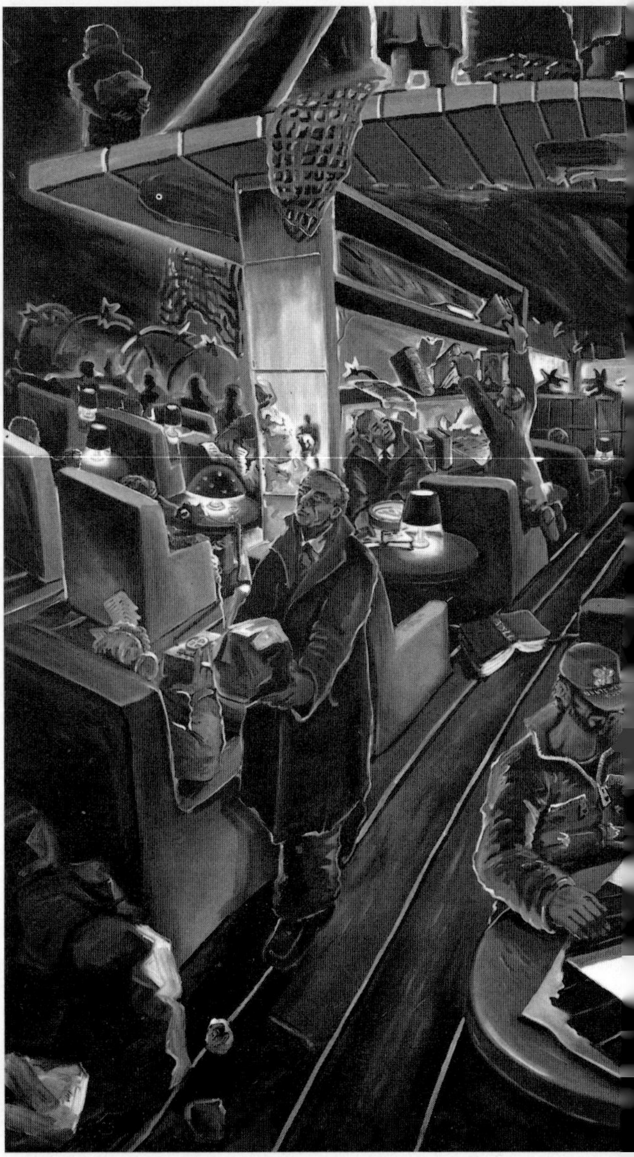

Jörg Immendorff, Café Deutschland IV, 1978.

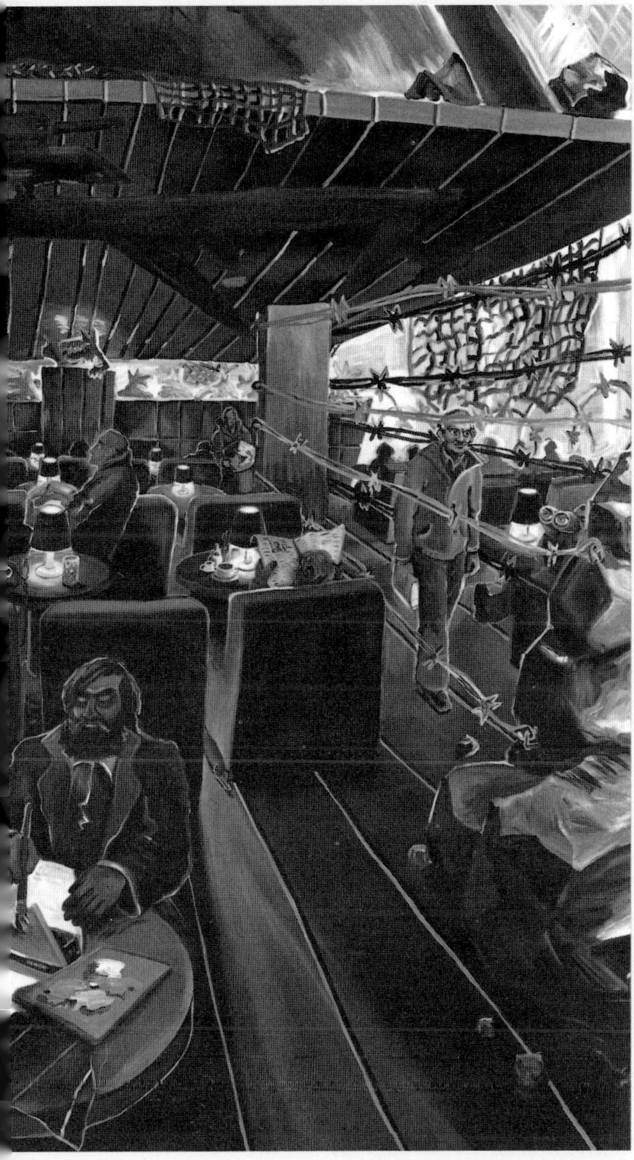

Köln, Galerie Michael Werner

bedeutet haben, überhaupt einlassen, so könnte man wohl rasch auf das deutsche Profil in der Kunst der Nachkriegszeit stoßen, wenn dieser Begriff überhaupt noch Sinn hat.

Das Thema der »zweierlei Kunst« enthält auch Kuriosa, wenn das Erbe der deutschen Kunst auf fast polemische Weise beschworen wird und damit einen monumentalen Zuschnitt erhält, der gegen die »Geschichtslosigkeit« der anderen Seite, in diesem Fall der westlichen Seite, zeugen soll. Ein solches Kuriosum ist das Panorama, das der Leipziger Maler Werner Tübke im Auftrag der Regierung seit 1976 an einem Ort des Bauernkrieges von 1525 in Bad Frankenhausen in Thüringen ausgeführt hat. Das Werk ist nicht allein deswegen einzigartig, weil es »das größte Gemälde der Welt« ist, sondern weil es ein Thema aus der deutschen Geschichte im Stil der deutschen Kunst jener Zeit wiedergibt. Das ist stark vereinfacht gesagt, weil Tübke schon vor diesem Auftrag seinen unverwechselbaren Stil fand, weil er sich dem internationalen Manierismus verpflichtet fühlt und weil seine Kunst Utopien enthält, die jede Bedingung eines Auftrags unterlaufen. Dennoch ist das Werk ein Programmbild, in dem seine Kunst in historischer Stilmaske einen deutschen Trumpf ausspielt.
Das westliche Gegenstück, in dem eine demokratische Tradition mit einem öffentlichen Kunstauftrag gefeiert werden sollte, ist, wie jeder ähnliche Auftrag dieser Art, 1987 auf eine bemerkenswerte Weise mißlungen, als die Frankfurter Stadtväter die Paulskirche, den Sitz des Parlaments von 1848, ausmalen lassen wollten. Die meisten Künstler, auch die Prominenz aus der damaligen DDR, mochten sich an dem Wettbewerb nicht beteiligen, der den »Ideen- und Ereignisgehalt« im Thema zur Vorschrift machte. Übrig blieben Johannes Grützke, Jörg Immendorff und A. R. Penck, unter denen Grützke den ersten Preis erhielt: er bot auch die wenigsten Komplikationen mit seinem Prospekt von biederen Parlamentariern.

Immendorff und Penck hatten, übrigens ohne jeden Auftrag, mehr als zehn Jahre zuvor Aufsehen erregt, als sie die Geschichte des geteilten Deutschlands auf ihre ganz persönliche Weise zum Thema wählten, damals noch über die innerdeutsche Grenze hinweg. Sie schlossen 1976 in Ostberlin ein Aktionsbündnis, dessen Ergebnisse in der Ausstellung ›Penck mal Immendorff, Immendorff mal Penck‹ 1977 in einer Kölner Galerie ausgestellt wurden. Die vier Fassungen des ›Café Deutschland‹, die Immendorff damals malte, sind in der Geste der Auflehnung gegen die Zwänge in der geteilten Welt und in der geteilten Kunst sowie im expressiven Malstil das Dokument einer unverwechselbar deutschen Kunst, wozu auch der Widerspruch gegen die deutschen Zustände gehört. Die Polemik, die im Inhalt liegt, richtet sich gegen die Zwänge, die auf beiden Seiten herrschten. Die Emphase, die in der Formgebung liegt, richtet sich gegen die Entmachtung der Kunst zur Ware, im Westen, und zur Propaganda, im Osten. Aus heutiger Sicht sind solche Bilder bereits Dokumente aus einer anderen Zeit, in der »zweierlei deutsche Kunst« gerade im Widerspruch zueinander ihr deutsches Wesen offenbarte, aber in diesem Falle den Widerspruch anklagte und ihn damit überwand.

Epilog

Heute bemühen sich verschiedene Verlage darum, eine deutsche Kunstgeschichte, möglichst gesamtdeutsch, aus dem Boden zu stampfen, als hätten die jeweiligen Autoren, die sich im Thema auskennen, nur darauf gewartet, wieder in den Zeugenstand gerufen zu werden. Die Sachforschung hat inzwischen nicht geruht, aber das Thema, wenn man es ernst nimmt, ist mit einer Deutungsgeschichte belastet, die man nicht stillschweigend übergehen kann, oder ist so lange aus dem Blick geraten, daß man nicht einfach fortsetzen kann, was dazu bisher geschrieben worden ist. Wie soll der rote Faden aussehen, mit dem man sich durch das Labyrinth einer deutschen Selbstdeutung und einer ebenso deutschen Selbstentfremdung bewegen will?

Die deutsche Geschichte hat uns eingeholt, nachdem wir schon glaubten, uns ihrer entledigt zu haben und endlich von ihr frei geworden zu sein. In einer wirklichen ›Ironie der Geschichte‹, wie sie selten vorkommt, erhält Deutschland noch einmal den Auftrag, als Staat hervorzutreten, in demselben Augenblick, da die Staaten im vereinten Europa aufgehen sollten: In der Wiedervereinigung, die dennoch eine deutsche und keine europäische Angelegenheit ist, scheint sich das Problem der Reichsgründung von 1870 zu wiederholen, die man vollzogen hat, ohne dafür geistig vorbereitet zu sein. Die Logik der verspäteten Nation bleibt uns treu. Europa liefert in dieser neuen deutschen Verlegenheit den erwünschten Rettungsanker oder bietet einen Fluchtweg an, auf dem wir der eigenen Vergangenheit entgehen wollen.

Die Geschichtslosigkeit, an die wir uns seit dem Zweiten Weltkrieg gewöhnt haben, schien uns von außen aufgezwungen, solange wir noch geteilt waren. In Westberlin wurde das ›Deutsche Historische Museum‹ ins Leben gerufen, um das ›Museum für deutsche Geschichte‹ im Osten der Stadt in die Schranken zu fordern. Nach der Wiedervereinigung ist der Westberliner Museumsdirektor Christoph Stölzl zugleich Hausherr im Ostberliner Museumsbau geworden. Seither ist der einstige deutsche Nationalstaat nicht nur das Thema, sondern auch wieder der Besitzer des ›vereinten Museums‹. Damit ist er zu einer Selbstdarstellung gezwungen, welche er gar nicht mehr geübt hat, weil sie den Teilerben BRD und DDR nicht abverlangt worden war. In einem Symposium über ›Die Nation und ihre Museen‹ hat man sich ausländischen Rat geholt, um das eigene Land darzustellen. Soll man es in seiner Geschichte, in seiner Geschichtslosigkeit oder in seiner geschichtlichen Kunst, die allerdings von den Kunstmuseen gesammelt wird, repräsentieren?

Wir besitzen – wie könnte es auch anders sein? – aber nicht nur zwei deutsche Geschichtsmuseen, sondern auch zwei deutsche Nationalgalerien in Berlin, vom Germanischen Nationalmuseum in Nürnberg einmal abgesehen. Die Nationalgalerie auf der Museumsinsel, bisher Berlin-Ost, wurde als Bau im neugegründeten Reich 1876 eingeweiht und, wie schon erwähnt, in der Giebelinschrift »Der Deutschen Kunst« geweiht. Die Neue Nationalgalerie, ein Werk des Emigranten Mies van der Rohe, wurde 1968 eröffnet, um dem westlichen Teilerbe in einem eigenen Haus endgültig selbständigen Rang zu verleihen. Ein Jahr vorher hatte man die westlichen Sammlungsbestände mit der Städtischen Galerie des 20. Jahrhunderts vereinigt. Seither standen sich der Altbau, ein Denkmal des einstigen Reiches, und der Neubau, ein Fanal der jungen Bundesrepublik, wie Antipoden gegenüber: das alte Museum eingeschworen auf die deutsche Kunst des 19. Jahrhunderts, das neue Museum erweitert auf die internationale Moderne.

Wie nicht anders zu erwarten, haben sich nach der Wiederver-

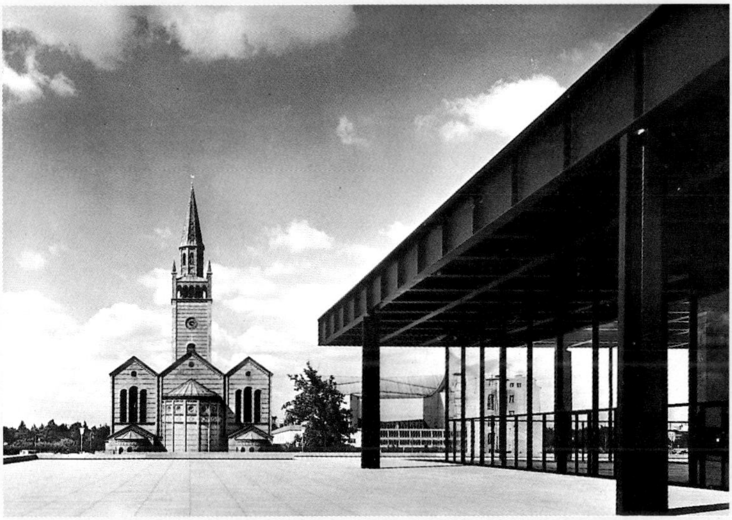

Berlin, Neue Nationalgalerie von Ludwig Mies van der Rohe, fertiggestellt 1968, im Hintergrund die Matthäikirche

einigung alle Beteiligten über die Museumspläne für die Zukunft nicht nur zerstritten, sondern werfen einander entweder den »Mythos« der Geschichtsverklärung oder, umgekehrt, den »Verrat« an der Geschichte vor. Die Neubauplanungen waren am Kemper Platz so weit gediehen, daß die Rückkehr der Museumsinsel in den eigenen Besitz fast wie eine Störung wirkte. Dabei mögen viele praktische Probleme eine Rolle spielen, aber die Debatte verrät in den rasch entgleisten Begriffen jene Unsicherheit in der Selbstdarstellung und im Umgang mit der eigenen Geschichte, die zu unserer zweiten Natur geworden ist.

Die gleiche Unsicherheit herrscht auch in der Frage nach der Präsenz der ehemaligen DDR-Kunst in deutschen Museen. Es ist zu befürchten, daß diese Kunst selbst auf dem Boden der ehemaligen DDR zunächst einmal aus dem Verkehr gezogen wird, weil die verantwortlichen Museumsleiter nicht wissen, wie sie das unerwünschte Erbe, das außerhalb ihres Kunstkonzepts liegt, vertreten sollen, und weil die Westkünstler es ablehnen, neben den anderen ausgestellt zu werden. Lernen wollen die wenigsten, und deswegen ist es bequemer, die doppelte Identität der deutschen Nachkriegskunst zu leugnen. Dagegen ist es offenbar für niemanden ein Problem, wenn im Bonner Kunstmuseum gerade eben eine Sammlung deutscher Nachkriegskunst ihre Pforten geöffnet hat, in der die Stars der bundesrepublikanischen Kunstszene – ein Raum für jeden, drei Räume für Beuys – unter sich bleiben. Es ist eine schöne Sammlung – und sie ist, trotz allen Engagements der früheren Bundesrepublik, aus privatem Kunstbesitz hervorgegangen. Aber, betrachtet in der heutigen Situation, läuft sie Gefahr, einen Kanon von »deutscher Kunst«, wie sie im Titel des Katalogs genannt wird, zu zementieren, dessen Recht auf Alleinvertretung inzwischen wieder in Frage gestellt ist.

Seit dem Zweiten Weltkrieg hat so etwas wie nationale Kunst seinen Sinn verloren. Aber auch die europäische Kunst ist in Frage gestellt, seit sie im Kunstmarkt mit den USA vereint ist. Der Vergleich von amerikanischer und europäischer Kunst, die den gleichen Markt benutzen, ist am ehesten noch ein Thema, in dem Sinn liegt. Gibt es noch europäische Kunst und, wenn ja, wie unterscheidet sie sich von der amerikanischen? In einer Zeit, in der man von Weltmarkt und Weltkunst redet, ist derjenige gut daran, der mit der Geschichte seines eigenen Landes im Reinen ist und auch die Kunst seines eigenen Landes wie einen Besitz verwaltet, den niemand in Frage stellt. Das kann von den Deutschen nicht gelten. Der Begriff von ihrer eigenen Kunst ist auch nicht besser als der Begriff von ihrer eigenen Geschichte. Es liegt mir fern, diesen Mangel zu beklagen. Vielmehr geht es mir darum, Fragen an den Umgang mit unserer Kunst und unserer Geschichte zu stellen, die eine neue Diskussion in Gang bringen können. Wir werden dafür Zeit brauchen, wenn wir uns die Zeit überhaupt nehmen, uns noch einmal mit deutscher Kunst und ihren Interpreten zu beschäftigen.

Mein Essay wurde nicht zu dem Zweck geschrieben, um dem Leser einwandfrei zu erklären, was deutsche Kunst ist. Gerade das haben all jene getan oder tun wollen, von denen mein Text handelt, die Schriftsteller und die Kunsthistoriker, und die Künstler, die sich auf eine deutsche Kunst beriefen, haben sich auch von ihr einen Begriff gebildet. Es gibt sie also, die deutsche Kunst, aber sie ist nicht mein Thema. Mein Text handelt von den Deutschen und den Problemen, die sie mit ihrer eigenen Kunst hatten. Vielleicht hatten sie die Probleme mit sich selber und suchten dafür nur die Lösungen in der Kunst. Sie waren dieser Kunst nie sicher, und daher verteidigten sie ihre Wesensart nicht nur gegenüber den Ausländern, sondern stritten auch untereinander um den richtigen Standpunkt und das große Bekenntnis.

Es sei gerne zugegeben, daß manche dieser Probleme Scheinprobleme waren und dennoch, oder gerade deswegen, eine lang anhaltende Wirkung entfalteten. Aber sie sind keineswegs erst im Kunstpublikum des 19. Jahrhunderts entstanden, so sehr sie damals auch ihre Schärfe erhielten. Schon Dürer strengte sich an, eine von Hause aus deutsche Kunst in Wort und Tat zu rechtfertigen. Die Romantiker waren so hartnäckig auf der Suche nach alter deutscher Kunst, als wollten sie den Stein der Weisen finden. Im Wilhelminischen Reich scheute man vor keinem Mittel zurück, um die internationale Moderne draußen zu halten, und im Dritten Reich verbot man »undeutsche« Kunst, auch wenn die Künstler noch so deutsch waren. Endlich hatte die »zweierlei deutsche Kunst« der jüngsten Vergangenheit das Thema der deutschen Tradition wie einen Stachel im Fleische stecken.
Man kann dieses Kuriosum des Unbehagens bis in die Dürerzeit zurückverfolgen, als erstmals ein wirklicher Kunstbegriff zustande kam. Die Deutschen wurden davon in Unruhe versetzt, weil er in Italien entstanden war und weil sie ihn sich aneignen wollten, ohne ihre eigene Art aufzugeben. Aber die Sache mit der konfessionellen Spaltung machte ihnen noch viel mehr zu schaffen, denn sie brachte bald »zweierlei deutsche Kunst« hervor, die sich wechselseitig das Recht streitig machte, für den wahren Glauben zu zeugen. Die Sache der Kunst verband sich fest mit der Sache der Religion, und so war es nur noch eine Frage der Zeit, wann man aus der Kunst selber eine Religion machen würde, was spätestens seit der Aufklärung geschah. Die neue Kunstreligion hat bald ebenso viele Glaubenskämpfe ausgelöst wie einstmals die echte Religion.
Es ging dabei nicht mehr allein um deutsche Kunst, weil schon die schiere Existenz der Kunst nach einer Rechtfertigung zu verlangen schien, die nur mit größten theoretischen Mühen zu leisten war. Auf diese Weise war man bald an dem Punkt, wo man über Kunst an sich nachdachte und sie zum reinen Begriff

ihrer selbst verklärte, der oberhalb jeder nationalen Wesensart angesiedelt war. Der Begriff entlastete alle, die sich mit dem ungetrübten Kunstgenuß schwer taten, vom Verdacht bloß sinnenhaften Verhaltens und befreite sie zum Denken über Kunst. Hier äußert sich eine deutsche Eigenart, die noch heute auf internationalen Kongressen über Kunst von Ausländern bemerkt wird.

Aber diese Diskussion konnte dennoch nicht verhindern, daß die Deutschen ihre Kunst immer wieder zum Prüfstein des deutschen Wesens erklärten, als sollte erst die Kunst ihnen beweisen, wer sie waren. Sie taten auf diese Weise der Kunst Zwang an, die gar nicht entstanden war, um diesen Beweis zu führen. Vor allem stellten sie einen gefährlichen Zusammenhang mit dem Thema der Nation her, als müßte die Nation sich in einer nationalen Kunst spiegeln und umgekehrt die Kunst eine nationale Weihe erfahren. Damit ist eine Debatte beschrieben, die im Wilhelminischen Reich ihren Höhepunkt und im Dritten Reich ihren derben Ausklang fand. Da kann es eigentlich niemanden verwundern, daß das Thema in der Nachkriegszeit erst einmal ruhen blieb. Man hätte es zwar damals analytisch angehen können, aber man hatte sich offenbar mit den früheren Bekenntnissen erschöpft und fürchtete sich vor dieser Erblast. Das Problem, von dem die Rede ist, liegt heute nicht in der deutschen Kunst, sondern in der Geschichte ihrer Aneignung durch die Deutschen, von der dieser Essay handelt.

Literaturhinweise

Neue Fragen und alte Antworten

Wilhelm Pinder, Die Kunst der Deutschen Kaiserzeit bis zum Ende der staufischen Klassik, Leipzig 1935 – Heinrich Wölfflin, Gedanken zur Kunstgeschichte, Basel 1940

Die Suche nach dem deutschen Stil – die Gotik in der Romantik

Kunstbarbaren

Johann Wolfgang von Goethe, Von Deutscher Baukunst, D. M. Ervini a Steinbach, (o. O.) 1773 (1772) – Ernst Beutler, Von deutscher Baukunst. Goethes Hymnus auf Erwin von Steinbach, seine Entstehung und Wirkung (Freies Deutsches Hochstift Frankfurt a. M., Reihe der Vorträge und Schriften 4), München 1943 – Harald Keller, Goethes Hymnus auf das Straßburger Münster und die Wiedererweckung der Gotik im 18. Jahrhundert, 1772/1972 (Sitzungsberichte der Bayerischen Akademie der Wissenschaften, philosophisch-historische Klasse, 1974, Heft 4), München 1974 – Reinhard Liess, Goethe vor dem Straßburger Münster. Zum Wissenschaftsbild der Kunst, Leipzig 1985 – Giorgio Vasari, Vite de' piu eccellenti Pittori, Scultori e Architetti, Florenz 1550 (deutsche Ausgabe: Ludwig Schorn und Ernst Förster, Giorgio Vasari, Leben der ausgezeichnetsten italienischen Maler, Bildhauer und Baumeister von Cimabue bis zum Jahre 1567, Stuttgart, Tübingen 1832–1849. Nachdruck hrsg. von Julian Kliemann, Worms 1983, S. 32) – Friedrich Schlegel, Grundzüge der gotischen

Baukunst (Briefe auf einer Reise, 1804/1805), erschienen 1823 und ders., Ansichten und Ideen von der christlichen Kunst: Dritter Nachtrag alter Gemälde, in: Europa, II. 2, 1805; wiederabgedruckt in: Ders., Gesammelte Werke, Kritische Friedrich-Schlegel-Ausgabe, hrsg. von Hans Eichner, 1. Abt., Band 4, Ansichten und Ideen von der christlichen Kunst, München, Wien 1959, S. 120 ff. – Friedrich Nietzsche, Unzeitgemäße Betrachtungen, in: Ders., Gesammelte Werke, Band 6, 7, München 1922

Neudeutsche patriotische Kunst
August Wilhelm und Caroline Schlegel, Die Gemälde, in: Athenaeum, 1799. Nachdruck in: Athenaeum. Eine Zeitschrift von August Wilhelm Schlegel und Friedrich Schlegel, ausgew. und bearb. von Curt Grützmacher (Rowohlts Klassiker der Literatur und der Wissenschaft), Reinbek bei Hamburg, Band 30, 1969, S. 7ff. – Heinrich Meyer, Neu-Deutsche-religiös-patriotische Kunst, in: Kunst und Altertum, 1817 – Johann David Passavant, Ansichten über die bildenden Künste und Darstellung des Ganges derselben in Toskana. Zur Bestimmung des Gesichtspunctes, aus welchem die neudeutsche Malerschule zu betrachten ist. Von einem deutschen Künstler in Rom, Heidelberg 1820, S. 67ff.

Der Kölner Dom als Nationaldenkmal
Thomas Nipperdey, Nationalidee und Nationaldenkmal im 19. Jahrhundert, in: Historische Zeitschrift 206, 1968, S. 529–585 – Joseph Görres, Der Dom in Köln, in: Rheinischer Merkur 151, 20. November 1814 – August Reichensperger, Zur neueren Geschichte des Dombaues in Köln, Köln 1881 – Der Kölner Dom. Festschrift des Zentral-Dombau-Vereins zur Siebenhundertjahrfeier, Köln 1948 – Ausst. Kat. Der Kölner Dom im Jahrhundert seiner Vollendung, hrsg. von Hugo Borger, (Köln 1980, 1981), 2 Bände, Köln 1980 – Nicola Borger-Keweloh, Die mittelalterlichen Dome im 19. Jahrhundert, München

1986 – Adolf Klein, Der Dom zu Köln. Die bewegte Geschichte seiner Vollendung, Köln 1981

Deutsche Renaissance
Wilhelm Lübke, Geschichte der deutschen Renaissance, Stuttgart 1873 – Heinrich Wölfflin, Die Architektur der deutschen Renaissance, Festrede gehalten in der öffentl. Sitzung der Kgl. Bayr. Akad. d. Wiss. am 14. November 1914 (Festreden der Kgl. Bayr. Akad. d. Wiss. zu München 17), München 1914; wiederabgedr. in: Ders., Gedanken zur Kunstgeschichte. Gedrucktes und Ungedrucktes, 4. Aufl., Basel 1947, S. 110 ff.

Das deutsche Thema im Fach Kunstgeschichte

Nationale Kunstcharaktere
Kurt Gerstenberg, Deutsche Sondergotik. Eine Untersuchung über das Wesen der deutschen Baukunst im späten Mittelalter, München 1913 – Heinrich Wölfflin, Die klassische Kunst. Eine Einführung in die italienische Renaissance, München 1899 – Heinrich Wölfflin, Die Kunst Albrecht Dürers, München 1905, bes. S. 11 ff., 19, 21 – Max Nordau, Entartung, Berlin 1892, 1893; siehe dazu: Beat Wyss, Trauer der Vollendung: von der Ästhetik des deutschen Idealismus zur Kulturkritik an der Moderne, München 1985, S. 240 ff. – Heinrich Wölfflin, Italien und das deutsche Formgefühl, München 1931; wiederabgedr. in: Ders., Gedanken zur Kunstgeschichte. Gedrucktes und Ungedrucktes, 4. Aufl., Basel 1947, S. 119 ff., dort S. 130 der Text über »Nationale Charaktere«, der zuerst 1936 in der ›Neuen Zürcher Zeitung‹ veröffentlicht worden war.

Georg Dehio und Wilhelm Pinder
Georg Dehio, Deutsche Kunstgeschichte und deutsche Geschichte, in: Historische Zeitschrift 100, 1907; wiederabgedr.

in: Ders., Kunsthistorische Aufsätze, München, Berlin 1914, S. 61–74 – Georg Dehio, Geschichte der deutschen Kunst, Band 1, Berlin, Leipzig 1919 – Wilhelm Pinder, Georg Dehio zu seinem siebzigsten Geburtstag, in: Kunstchronik und Kunstmarkt, Leipzig 1920, 1921; wiederabgedr. in: Ders., Gesammelte Aufsätze aus den Jahren 1907–1935, hrsg. von Leo Bruhns, Leipzig 1938, S. 50 ff. – Wilhelm Pinder, Vom Wesen und Werden deutscher Formen. Geschichtliche Betrachtungen, Band 1: Die Kunst der deutschen Kaiserzeit bis zum Ende der staufischen Klassik, Leipzig 1935, S. 6 f. (Vorwort), S. 9 ff. (Einleitung), S. 28 ff. (übrige Zitate); Band 2: Die Kunst der ersten Bürgerzeit bis zur Mitte des 15. Jahrhunderts, Leipzig 1937; Band 3: Die deutsche Kunst der Dürerzeit, Leipzig 1939; Band 4: Holbein der Jüngere und das Ende der altdeutschen Kunst, Köln 1951 (posthum) – Wilhelm Pinder, in: Bekenntnis der Professoren an den deutschen Universitäten und Hochschulen zu Adolf Hitler und dem nationalsozialistischen Staat, Dresden 1933, S. 18 f. (zum Stil) – Hans Belting, Stil als Erlösung. Das Erbe W. Pinders in der deutschen Kunstgeschichte, in: Frankfurter Allgemeine Zeitung, 2. September 1987, S. 35 – Marlite Halbertsma, Wilhelm Pinder an de Duitse kunstgeschiedenis, Groningen 1985 (deutsche Ausgabe Worms 1992)

Der deutsche Widerstand gegen die Moderne

Streit um die Moderne im Deutschen Reich

Julius Langbehn, Rembrandt als Erzieher. Von einem Deutschen, Leipzig 1890 – Georg Malkowsky, Die Kunst im Dienste der Staatsidee. Hohenzollerische Kunstpolitik vom Großen Kurfürsten bis auf Wilhelm II., Berlin 1912 – Hugo von Tschudi, Gesammelte Schriften zur neueren Kunst, hrsg. von Ernst Schwedeler-Meyer, München 1912 – Peter Paret, The Berlin Secession. Modernism and its enemies in Imperial Germany, Princeton 1980 (deutsche Ausg.: Die Berliner Secession. Moderne Kunst und ihre Feinde im Kaiserlichen Deutschland, Berlin 1981) – Peter Paret, The Tschudi Affair, in: Journal of Modern History 53, 1981, S. 589 ff. – Nicolaas Teenwisse, Vom Salon zur Sezession. Berliner Kunstleben zwischen Tradition und Aufbruch zur Moderne 1871–1900, Berlin 1985 – Thomas Nipperdey, Wie das Bürgertum die Moderne fand, Berlin 1991

Julius Meier-Graefe

Julius Meier-Graefe, Der Fall Böcklin und die Lehre von den Einheiten, Stuttgart 1905; siehe dazu Hans Belting, in: Julius Meier-Graefe, Entwicklungsgeschichte der modernen Kunst, 2. Auflage 1914–1927, neu hrsg. von H. Belting, München 1987, S. 727ff. – Kenworth Moffett, Meier-Graefe as art critic, München 1973 – Henry Thode, Böcklin und Thoma. Acht Vorträge über Neudeutsche Malerei, Heidelberg 1905

Der Bremer Kunststreit

Carl Vinnen, Ein Protest deutscher Künstler, Jena 1911 – Im Kampf um die Kunst. Die Antwort auf den ›Protest deutscher Künstler‹. Mit Beiträgen deutscher Künstler, Galerieleiter, Sammler und Schriftsteller, München 1911 – Theodor Alt, Die Herabwertung deutscher Kunst durch die Parteigänger des Impressionismus, Mannheim 1911

Die Ächtung des deutschen Expressionismus und die »Entartete Kunst«

Heinrich Dilly, Deutsche Kunsthistoriker: 1933–1945, München, Berlin 1988 – Das Bild. Monatsschrift für das deutsche Kunstschaffen in Vergangenheit und Gegenwart 4, Heft 1, 1934. Darin: Bettina Feistel-Rohmeder, »Was zu Heidelberg begann«; siehe auch Edgar Schindler, ebd. 6, 1936, S. 96 ff.

Der Expressionismus
Hermann Bahr, Expressionismus, München 1916 – Wilhelm Hausenstein, Die bildende Kunst der Gegenwart. Malerei, Plastik, Zeichnung, Stuttgart, Berlin 1914, S. 298 – Larry Silver, Forest primeval: Albrecht Altdorfer and the German wilderness landscape, in: Simiolus 13, 1983, S. 4–43 – Heinrich Klotz, Die Neuen Wilden in Berlin, Stuttgart 1984 – Heinrich Wölfflin (Hrsg.), Die Bamberger Apokalypse. Eine Reichenauer Bilderhandschrift vom Jahre 1000, München 1918 – Gottfried Benn, Bekenntnis zum Expressionismus, in: Deutsche Zukunft 5. 11. 1933, in: Ders.: Gesammelte Werke, Band 1, S. 240 ff.

»Entartete Kunst«
Paul Ortwin Rave, Kunstdiktatur im Dritten Reich, Hamburg 1949 (Nachdruck: hrsg. von Uwe M. Schneede, Berlin 1987) – Werner Haftmann, Verfemte Kunst. Bildende Künstler der inneren und äußeren Emigration in der Zeit des Nationalsozialismus, Köln 1986 – Ausst. Kat. Die »Kunststadt« München 1937. Nationalsozialismus und »Entartete Kunst«, hrsg. von Peter-Klaus Schuster, (München 1987), München 1987 – Bazon Brock und Achim Preiß (Hrsg.), Kunst auf Befehl? Dreiunddreißig bis Fünfundvierzig, München 1990 – Stephanie Barron (u. a.), Ausst. Kat. »Entartete Kunst«. Das Schicksal der Avantgarde im Nazi-Deutschland (Berlin 1992), München 1992 – Bernd Ogan und Wolfgang W. Weiß, Faszination und Gewalt. Zur politischen Ästhetik des Nationalsozialismus, Nürnberg 1992

Das Abendland als Ausweg

Paul Parin, Der nationalen Schande zu begegnen, in: Ders., Noch ein Leben: eine Erzählung, zwei Versuche, Freiburg i. Br. 1990, S. 119–153 – Oswald Spengler, Der Untergang des Abendlandes. Umrisse einer Morphologie der Weltgeschichte, 2 Bände, München 1917 – Ausst. Kat. Werdendes Abendland an Rhein und Ruhr, hrsg. von Victor H. Elbern, (Essen 1956), Essen 1956 – Ausst. Kat. Karl der Große. Werk und Wirkung (Aachen 1965), Düsseldorf 1965 – Hans Sedlmayr, Verlust der Mitte, Salzburg 1948 – Werner Haftmann, Bericht über den 2. Deutschen Kunsthistorikertag, in: Kunstchronik 2, 1949, S. 197–240 – Heinrich Lützeler, Die christliche Kunst des Abendlandes, Bonn 1932 (7. Aufl., Bonn 1954) – Heinrich Lützeler, Die christliche Kunst Deutschlands, Bonn 1936 – Herbert von Einem, Eröffnungsrede zum Deutschen Kunsthistorikertag 1948, in: Kunstchronik 1, 1948, S. 3 f. – Herbert von Einem, Eröffnungsrede zum Internationalen Kunsthistorikertag 1964, in: Kunstchronik 17, 1964, S. 141 – Herbert von Einem, Stil und Überlieferung in der Kunst des Abendlandes, in: Stil und Überlieferung in der Kunst des Abendlandes, Akten des 21. Internationalen Kongresses für Kunstgeschichte (Bonn 1964), Band 1, Epochen europäischer Kunst, Berlin 1967, S. 3 (Einleitung) – Werner Haftmann, Glanz und Gefährdung der abstrakten Malerei, in: ›DIE ZEIT‹, 17. Januar 1952; wiederabgedr. in: Ders., Skizzenbuch. Zur Kultur der Gegenwart, Reden und Aufsätze, München 1960, S. 108–112, hier: S. 109 – Amadeo von Silva Tarouca, Stilgesetze des frühen Abendlandes. Idee, Problematik und Schicksal des christlich-germanischen Gottesreiches auf Erden im frühen Mittelalter, Mainz 1943 – Martin Warnke (Hrsg.), Das Kunstwerk zwischen Wissenschaft und Weltanschauung, Gütersloh 1970 – Wolfgang Braunfels, Die Kunst im Heiligen Römischen Reich Deutscher Nation, 6 Bände, München 1979–1989

Westkunst – Ostkunst
Günter Grass, Sich ein Bild machen, in: Ausst. Kat. Zeitvergleich. Malerei und Grafik aus der DDR, Hamburg 1982/83, S. 11ff. – Ausst. Kat. Westkunst. Zeitgenössische Kunst seit 1939, hrsg. von Laszlo Glozer, (Köln 1981), Köln 1981 – Ausst. Kat. Aus den Trümmern. Kunst und Kultur im Rheinland und in Westfalen 1945–1952, Neubeginn und Kontinuität (Bonn 1985), Bonn 1985 – Ausst. Kat. Durchblick (Ludwig-Institut für Kunst der DDR Oberhausen), Oberhausen 1984 – Karin Thomas, Zweimal deutsche Kunst nach 1945, Köln 1985 – Ausst. Kat. Deutsche Kunst im 20. Jahrhundert, Malerei und Plastik 1905–1985, hrsg. von Christos M. Joachimides u.a., (London 1985, Stuttgart 1986), München 1986 (Katalog der deutschen Kunst ohne Einbeziehung der DDR-Kunst) – Ausst. Kat. Arbeit in Geschichte, Geschichte in Arbeit, hrsg. von Georg Bussmann, (Hamburg 1988), Berlin 1988 – Eduard Beaucamp, Dissidenten, Hofkünstler, Malerfürsten, in: Frankfurter Allgemeine Zeitung 191, 18. August 1990 – Deutsche Kunst doppelt: Vier Fragen zur geteilten Kunstnation, in: ›DIE ZEIT‹ 36, 31. August 1990 – Lothar Lang, Berliner Montmartre. Künstler vom Prenzlauer Berg, Berlin 1991 – Martin Damus, Malerei der DDR. Funktionen der bildenden Kunst im Realen Sozialismus (Rowohlts Enzyklopädie), Reinbek 1991 – Richard A. Etlin (Hrsg.), Nationalism in the Visual Arts (National Gallery of Art, Washington, Studies in the History of Art 29), Washington 1991 – Wege deutscher Kunst, Ausst. Alte Nationalgalerie Berlin 1992 (ohne Katalog) – Donald Judd, Complete Writings 1975–1986, Eindhoven 1987, S. 61

Georg Baselitz, Werner Tübke, Johannes Grützke und Jörg Immendorff

Ausst. Kat. Bilderstreit. Widerspruch, Einheit und Fragment in der Kunst seit 1960, hrsg. von Siegfried Gohr und Johannes Gachnang, (Köln 1989), Köln 1989, S. 350: Johannes Gachnang über die Ausstellung 1963 – Ausst. Kat. Georg Baselitz, (Kunstverein Braunschweig 1981), Braunschweig 1981, S. 58–60: A. R. Penck, Standart. Aufklärung; S 67–76: Johannes Gachnang, Ein Gespräch mit Georg Baselitz – Georg Baselitz im Gespräch mit Heinz Peter Schwerfel, (Kunst heute 2), Köln 1989 (daraus die meisten Zitate) – Günter Meißner, Werner Tübke. Leben und Werk, Leipzig 1989 – Christian Huther, Kein Interesse an deutscher Geschichte, in: Kunstforum international 97, 1988, S. 337f. – Klaus Gallwitz (Hrsg.), Johannes Grützke, Paulskirche. Der Zug der »Volksvertreter« (Insel Taschenbuch 1359), Frankfurt a. M., Leipzig 1991 – Dieter Koepplin, in: Ausst Kat. Jörg Immendorff. »Café Deutschland«, (Basel 1979), Basel 1979 – Ausst. Kat. Jörg Immendorff, (Kunstverein Braunschweig 1985), Braunschweig 1985 – Ausst. Kat. Jörg Immendorff, (Den Haag 1992), Den Haag 1992

Epilog

Paul Ortwin Rave, Die Geschichte der Nationalgalerie Berlin, (Berlin) o. J. – Hartmut Boockmann, Geschichte im Museum. Zu den Problemen und Aufgaben eines Deutschen Historischen Museums, München 1987 – P. Bahners, Lehranstalt für Luftspaziergänge. Hat das Deutsche Historische Museum eine Zukunft als Nationalmuseum, in: Frankfurter Allgemeine Zeitung, 7. Juni 1991 (mit Bericht über das Symposium. ›Die Nation und ihre Museen‹) – Thomas W. Gaehtgens, Die Berliner Museumsinsel im Deutschen Kaiserreich, München 1992 – Kunstmuseum Bonn. Sammlung deutscher Kunst seit 1945. Erwerbungen 1984–92, hrsg. von Katharina Schmidt, Bonn 1992

Der Autor

Hans Belting, geb. 1935, ist Professor für Kunstgeschichte an der Universität München und Mitglied verschiedener wissenschaftlicher Akademien. Seine Veröffentlichungen zur Kunstgeschichte umfassen u.a. ›Das Ende der Kunstgeschichte?‹, München 1983 und ›Bild und Kult. Eine Geschichte des Bildes vor dem Zeitalter der Kunst‹, 2. Auflage München 1992 sowie ›Max Beckmann‹, München 1984.

Das Thema des vorliegenden Essays wurde angeregt durch eine Ringvorlesung an der Universität München, die im Sommersemester 1991 stattfand.

Fotonachweis

Bamberg, Staatsbibliothek 6
Berlin, Staatl. Museen zu Berlin, Photographische Abteilung 1
Köln, Dombauarchiv 3; Friedrich Rosenstiel 9
Köln/New York, Galerie Michael Werner 11
Marburg, Foto Marburg 2, 5
Nürnberg, Stadtgeschichtliche Museen 4
Oberhausen, Städtische Galerie,
Ludwig-Institut für Kunst der DDR 10
Die übrigen Aufnahmen stammen
aus dem Archiv des Verfassers